Bertschat, Rettungsdienstliche Versorgung Herzkranker

Frank-Ludwig Bertschat

Rettungsdienstliche Versorgung Herzkranker

Epidemiologische Untersuchung in einer Großstadt

Walter de Gruyter
Berlin · New York 1994

PD Dr. med. Frank-Ludwig Bertschat
Abteilung für Nephrologie und Internistische Intensivmedizin
der Medizinischen Klinik und Poliklinik im Universitätsklinikum
Rudolf Virchow der Freien Universität Berlin

Die Deutsche Bibliothek – CIP-Einheitsaufnahme

Bertschat, Frank-Ludwig:
Rettungsdienstliche Versorgung Herzkranker : epidemiologische Untersuchung in einer Großstadt / Frank-Ludwig Bertschat. – Berlin ; New York : de Gruyter, 1994
ISBN 3-11-014529-4

Druck: Werner Hildebrand, Berlin.
Buchbinderische Verarbeitung: Lüderitz & Bauer GmbH, Berlin.
Umschlagentwurf: Rudolf Hübler, Berlin.
Printed in Germany.

1. Problemstellung

Die koronare Herzkrankheit (KHK), vor allen Dingen der akute Myokardinfarkt, besitzen eine große klinische und volkswirtschaftliche Bedeutung. Tod und Invalidisierung werden bestimmt durch den Sekundenherztod im Kammerflimmern und je nach Art und Ausdehnung des Infarktes durch den Schweregrad einer Herzinsuffizienz und die Größe der linksventrikulären Auswurffraktion. Die Diagnose akuter Myokardinfarkt (ICD 410) ist die häufigste Einzeldiagnose in der Todesursachenstatistik der Bundesrepublik Deutschland. Die klinische Erstmanifestation der koronaren Herzerkrankung bringt in der Mehrzahl der Fälle akut zu lösende Probleme mit sich (American Heart Association, AHA, 1987, 1990), ein Großteil der Patienten stirbt an dieser Krankheit, Erstmanifestationen sind:

50 %	stabile Angina pectoris
25 %	Akuter Myokardinfarkt
20 %	Sekundenherztod
5 %	instabile Angina pectoris

Zunächst war die Behandlung des Myokardinfarktes im Rahmen individueller Behandlungserfahrungen noch ohne den Boden epidemiologischer Studien vorwiegend historisch entstanden. Die erste Arbeit, die z. B. die kardiopulmonale Reanimation in der heutigen Art beschreibt, erschien 1960 (Kouwenhoven et al. 1960). Intensivtherapie bei Myokardinfarkt war noch in den sechziger Jahren keineswegs üblich, Klinikletalitäten um 40 - 50 % keine Seltenheit und Defibrillatoren waren in notfallintensiven Bereichen wie Operationssaal, Notfallaufnahme oder Rettungswagen eine Rarität. Dennoch wurden bereits zu dieser Zeit Überlegungen z. B. auch zur Thrombolyse unternommen.

Mit dem Aufkommen der Intensivtherapie bei Myokardinfarkt konnten in Berlin schon beachtliche Erfolge z. B. bei der Reanimation nach akutem Myokardinfarkt erzielt werden (Thimme 1977, 1979, 1980).

Die historische Entwicklung - aufgezeigt durch Dokumentationen von Kliniken - und bedeutende Studien haben wesentliche Wege zu effektiven Therapien, wie beispielsweise der Thrombolyse (GISSI-1, 1987) oder der zusätzlichen Gabe von Acetylsalicylsäure (ISIS-2, 1988) und Heparin aufgezeigt. Darüberhinaus gibt es klare Vorstellungen über die Notwendigkeit, Kammerflimmern durch

Defibrillation zu beenden und akute Herzrhythmusstörungen in der Akutphase zu therapieren. Derzeit richtet sich das Interesse immer mehr auf die Intervention bei Sekundenherztod, die Verkürzung der Ischämiedauer und somit auf die präklinische Phase.

Seit Mitte der siebziger Jahre werden die Berliner Akutkrankenhäuser durch ein Notarztwagensystem der Berliner Feuerwehr, initiiert durch Hochrein (Hochrein, 1975), präklinisch ergänzt, das später als effizient beurteilt wurde (Brauer, 1986). Ende der achtziger Jahre konnte nach Voruntersuchungen aus der Arbeitsgruppe von Schröder im Westteil Berlins die Frühdefibrillation durch Rettungssanitäter flächendeckend eingeführt und in die Verantwortungsbereiche der jeweiligen Häuser übernommen werden.

Leider gibt es bis heute mangels EDV-gestützter NAW Gesamtdokumentation keine Möglichkeit, alle Patienten mit akutem Myokardinfarkt zu erfassen. Es existiert kein Myokardinfarktregister in Berlin. Über die Einsatzdokumentation der Feuerwehr in Zusammenarbeit mit dem Statistischen Landesamt eröffnete sich erstmalig die Möglichkeit, diagnosenbezogene Rohdaten über die Alarmierungsgewohnheiten der Patienten, die Art der Akutkomplikationen in der präklinischen Phase auf den Notarztwagen und die diesbezüglich notwendigen Maßnahmen für die Datenverarbeitung zu erhalten. Die Jahrgänge 1986 - 1988 konnten im Sinne der Evaluierung einer Grundgesamtheit ausgewertet werden. Damit konnten vor dem Hintergrund der historischen Entwicklung im Reanimationszentrum und auf dem hauseigenen Notarztwagen versorgter Patienten Anhaltspunkte dafür gefunden werden, wie Rettungsdienst und Krankenhäuser Patienten mit akuten ischämischen Herzerkrankungen versorgen.

Untersuchungen von Einsatzstichworten, die auf kardiovaskuläre Erkrankungen schließen lassen (Arntz, 1992), legen die Annahme von Periodizitäten auch des Symptombeginns nahe. Für die Aufnahme stationärer Patienten konnte dies in Berlin ansatzweise gezeigt werden (Bertschat, 1991, ISIS-2, 1992).

Die Untersuchungsvorbereitungen begannen 1984. Von Januar bis Dezember 1992 wurden die einzelnen Teile erfaßt, ausgewertet und zusammengefügt.

Konkret stellten sich folgende Fragen, die in gleicher Reihenfolge in der Zusammenfassung beantwortet werden:

1. Gibt es bei ischämischen Herzerkrankungen Periodizitäten im Auftreten oder in der Inanspruchnahme des Berliner Rettungsdienstes?

2. Wieviel Zeit vergeht, bis Berliner Patienten mit ischämischer Herzerkrankung die Hilfe des Rettungsdienstes suchen (Patientenentscheidungszeit)?

3. Wie läuft die Kommunikation mit den Beamten der Rettungsleitstelle der Feuerwehr ab?

4. Wie schnell werden die Patienten vom Notarzt erreicht?

5. Was sind die Hauptkomplikationen während der präklinischen Versorgungsphase, welche Maßnahmen werden ergriffen und wie viele Patienten sterben in Anwesenheit des Notarztes?

6. Wie hat sich die präklinische Therapie der letzten Dekade entwickelt?

7. Unter welchen Voraussetzungen kann in unserer Rettungskette die Thrombolyse, allgemein als sinnvoll und dringlich erachtet, eingesetzt werden?

8. Wie hat sich die Letalität bei akutem Myokardinfarkt in einer großen Akutklinik entwickelt?

9. Auf welchen Wegen kommen Patienten mit ischämischer Herzerkrankung in die Klinik?

10. Wird das Element des "Arzteinsatzes" in der Rettungskette für Patienten mit ischämischer Herzerkrankung adäquat genutzt und welche Konsequenzen sind aus alldem zu ziehen?

1.1 Geschichte und Organisation

1.1.1 Zur Geschichte der ischämischen Herzerkrankung

1772 teilte William Heberden die klinische Erstbeschreibung belastungsabhängiger pectanginöser Beschwerden bei 20 Patienten der medizinischen Öffentlichkeit mit (Heberden, 1772). Er formulierte vier Jahre zuvor vor dem Londoner Royal College of Physicians sinngemäß so: "Those who are afflicted with it are seized while they are walking and more particulary when they walk soon after eating, with a painfull and most disagreable sensation in the breast, which seems as if it would take their life away if it were to increase or to continue: the moment they stand still, all this uneasiness vanishes" (Zitat nach Mannebach, 1988). Edward Jenner, durch die Entwicklung der Pockenimpfung zu Weltruhm gekommen, entdeckte die Bedeutung der Koronarsklerose für dieses Krankheitsbild. Der Begriff Arteriosklerose wurde aber erst 1833 durch Lobstein geprägt, der der Atherosklerose 1904 durch Marchand; Virchow faßte 1854 den plötzlichen Verschluß der Koronararterien als "Ursache für eine Paralyse des Herzens" auf, die eine "extreme Form der Heberden'schen Angina pectoris" hervorrufe (Virchow, 1854). Aber erst 1910 wurden die Klinik und die Thrombose als vermutliche Ursache bei Myokardinfarkt erstmals beschrieben (Obrastzov, 1910). Die Veröffentlichung der wesentlichen Infarktzeichen im Elektrokardiogramm dauerte dann nochmals 8 Jahre (Smith, 1918). Bereits 1887 wies Waller zwar schon mittels Kapillarelektrometrie elektrische Ströme, die den mechanischen Herzschlag begleiten, nicht invasiv am Menschen nach. Eine elektrokardiographische Registrierung, die diesen Namen auch verdiente, wurde aber erst später entwickelt (Einthoven, 1895). Dieses Saitengalvanometer wog 270 Kilogramm und wurde von 5 Menschen in zwei verschiedenen Räumen bedient. Das hatte zur Folge, daß zur klinischen Anwendung ein 1500 m langes Kabel in die Leydener Universitätsklinik verlegt werden mußte. Mit dieser Einrichtung zeichnete Einthoven die Einflüsse von Chloroform auf den Herzrhythmus auf (dies führte viel später zur Verbreitung von Defibrillatoren in Operationssälen und dort zu ersten zahlenmäßig bedeutsamen Erfahrungen mit der Reanimation des Menschen). Der erste direkt schreibende Elektrokardiograph wurde ab 1932 von der Firma Hellige vertrieben. Erste Normalwerte für ein Belastungs-EKG in Form eines Zweistufentests wurden zuerst in den Vereinigten Staaten entwickelt und veröffentlicht (Master, 1929 und 1942).

Etliche Jahre vergingen, in denen elektrokardiographische Phänomene und anatomische Strukturen zur Übereinstimmung gebracht wurden. Da

Myokardinfarkte oft mangels therapeutischer Möglichkeiten tödlich abliefen, wurde von vielen Ärzten ein schicksalhafter Verlauf dieser Erkrankung vermutet. Der zweite Weltkrieg und der Koreakrieg unterbrachen zwar wesentliche Forschungen auf dem Gebiet der Elektrophysiologie, jedoch rückten Gedanken an die Koronarsklerose durch eine Arbeit US-amerikanischer Militärpathologen zu Beginn der fünfziger Jahre in das Bewußtsein der Medizin ein. Von 300 gefallenen und obduzierten Soldaten, im Durchschnitt 22 Jahre alt, hatten mehr als 220 sichtbare atherosklerotische Veränderungen der Koronarien (Enos, 1953). Durch diese Arbeit sensibilisiert, fiel in Industrieländern jetzt die dramatische Inzidenz der koronaren Herzerkrankung auf, letztlich begann hier der Weg der Epidemiologischen Forschung in der Medizin, der zur Framingham- und anderen Studien führte, die wesentliche Risikofaktoren aufzeigten (Nikotinabusus, Hypercholesterinämie, Hypertonus).

Die Elektrotherapie bei Reanimation ohne elektrokardiographischen Nachweis von Kammerflimmern wurde im Tierexperiment 1776 durch Hunter und 1788 erstmalig am Menschen ausgeführt (Kite, 1788). 1947 wurde der erste Fall eines intrathorakal erfolgreich defibrillierten Kammerflimmerns, möglicherweise durch Chloroform und Hypoxie ausgelöst, durch den amerikanischen Chirurgen C. Beck durchgeführt.

Eine klinisch relevante Beziehung zwischen dieser Rhythmusstörung und dem Sekundenherztod bei koronarer Herzerkrankung, obwohl bereits im vorigen Jahrhundert vermutet, wurde Anfang unseres Jahrhunderts deutlich formuliert (Lewis, 1911). 1912 erschien ein erster Bericht aus Düsseldorf über ein Elektrokardiogramm bei Kammerflimmern (Hoffmann, 1912).

Erst die Konsequenzen aus der Schlüsselarbeit zur Wiederbelebung (Kouwenhoven, 1960) ermöglichten es, genug Zeit zu gewinnen, um entsprechende Geräte herbeizuschaffen, die zunächst mit Wechselstrom, später mit Gleichstrom, arbeiteten. Die Entwicklung des Defibrillators / Kardioverters ist Lown um 1962 zu verdanken und fand rasche Verbreitung in der Welt (Lown, 1964). In seiner Arbeitsgruppe wurde auch die Berücksichtigung der vulnerablen Phase für die Kardioversion entdeckt.

Zu diesem Zeitpunkt lag die Krankenhausletalität in den USA bei Myokardinfarkt bis zu 40 %. Da jetzt Konsequenzen aus lebensbedrohlichen Situationen "quoad reanimationem et defibrillationem" real gezogen werden konnten, entstand 1962 im Bethanienkrankenhaus von Kansas City die erste Intensivüberwachungsstation für akut Herzkranke mit einer Reduktion der Letalität auf 19 % im ersten Jahr (Day, 1963). Da in dieser Klinik 42 Infarktpatienten nicht in die Intensivstation verlegt wurden, kam dies einer ungewollten Blindstudie gleich: in dieser Gruppe starben 42 %. Die koronare Herzerkrankung war als eines der bedeutenden Probleme auch der kurativen Medizin unserer Zeit erkannt.

Eine ähnlich rasche, aber komplizierte, Entwicklung erlebten therapeutische Verfahren. Am Anfang des Jahrhunderts war die ischämische Genese der Beschwerdesymptomatik noch keineswegs klar. In Bukarest wurden die bilaterale zervikothorakale Sympathektomie und die Exstirpation der Ganglia dorsalia zur Therapie des Angina pectoris Schmerzes angewandt (Ionnesco, 1916, zitiert nach Mannebach, 1988), der radiologische Nachweis der Koronarsklerose in vivo gelang erst später (Lenk, 1927). Unter der Vorstellung, den Sauerstoffbedarf des Herzens zu drosseln, und unter der Vorstellung einer in diesem Sinne hilfreichen Hypothyreose, wurden schwer betroffene Patienten sogar thyreoidektomiert (Blumgart, 1933). Transplantationen gut durchbluteter Organe wie z. B. die des Dünndarmes durch Beck 1937 oder die Induktion aseptischer Entzündungen führten in die Irre, ebenso wie die Ligatur des Koronarsinus mit Flußumkehr aus einem Venenbypass aus der Aorta auf den Koronarsinus durch Fateux 1939 (nach Mannebach, 1988).

Ab 1950 nahm mit der Entwicklung zunächst der Implantation der A. mammaria interna in das Myokard, später des A. mammaria interna Bypasses die Koronarchirurgie ihren eigentlichen Anfang (Vineberg, 1957, 1962).

1957 war es bereits möglich, bei durch Acetylcholininjektion verlängerter Diastole Koronargefäße nach Injektion eines Kontrastmittels darzustellen, im selben Jahr wurden die ersten Thrombendarteriektomien am Herzen durchgeführt (Bailey, 1957). Ende der sechziger Jahre begann die Ära des Aorto-Koronaren-Venenbypasses (Favaloro, 1968). Die Resultate der "Coronary Artery Surgery Study" dämpften die großen Erwartungen an diese Technik. Das Überleben unter konservativer Therapie war nicht schlechter (CASS, 1983). 40 % aller Venenbypässe fanden sich darüberhinaus nach 10 Jahren verschlossen. Voraussetzung für diese Entwicklung war die selektive Koronarangiographie (Sones, ab 1962) und deren Verbreitung nach Erleichterung dieser Technik durch Entwicklung des C-Bogen Statives ab 1972.

Mit den Namen der Amerikaner Dotter und Judkins, die die Technik der Dilatation peripherer Gefäße entwickelten (Dotter, 1964) und mit dem Namen des deutschen Kardiologen Grüntzig (Grüntzig, 1978), der erstmals Koronararterien dilatierte, ist die Entwicklung eines Goldstandards in der Therapie der koronaren Herzerkrankung verbunden, der heute je nach Indikation zusammen mit der Koronarchirurgie die Folgen der ischämischen Herzerkrankung wirksam eindämmen kann.

Die konservative Therapie der ischämischen Herzerkrankungen bestand seit 1785 aus Digitaliskörpern und seit Mitte 1867 aus Nitraten, ohne die pathophysiologische Erklärung für den Wirkmechanismus zu kennen. Das 1844 von Withering synthetisierte Amylnitrit war äußerst wirksam aber auch nebenwirkungsreich und wird heute noch als Aphrodisiakum mißbräuchlich verwendet. Mit Nitroglycerin, das 1846 synthetisiert wurde, konnte 1879 eine heute noch aktuelle Behandlung eingeführt werden. Vor mehr als 40 Jahren begründete Ahlquist die Theorie der adrenotropen Rezeptoren (Ahlquist, 1948). Propranolol kam 1964 als erster Betarezeptorenblocker auf den Markt. Die systematische Suche nach neuen kardiovaskulär wirksamen Medikamenten führte 1966 zur Entdeckung des Nifedipins. Die überzeugende Erklärung für die Wirksamkeit von Calciumantagonisten 1967 erweiterte das antianginöse Therapiespektrum wesentlich (Fleckenstein, 1967), wenngleich ein Durchbruch dieser Therapie erst um 1975 stattfand.

Heparin wurde zwar schon 1915 durch Mc Lean entdeckt, für die Therapie der ischämischen Herzerkrankung aber sehr lange nicht angewandt, ebenso wie thrombolytische Substanzen. Erste Versuche mit Streptokinase begannen zwar in den sechziger Jahren, hielten jedoch aus zwei Gründen noch keinen Eingang in die klinische Routine. Zum einen waren viele Mediziner nicht von der thrombotischen Genese des Myokardinfarktes auf dem Boden einer Stenose überzeugt, zum anderen ließen damalige Studien über Thrombolyse nicht auf verbesserte Überlebenschancen schließen. Die erste Thrombolyse im eigenen Haus fand bei einem 65jährigen Mann mit Vorderwandinfarkt am 01.01.1966 statt (persönliche Mitteilung Dr. Praetorius) und sollte für viele Jahre die letzte sein. Bedeutende Studien zur effektiven Thrombolyse (GISSI-1, 1987) oder der zusätzlichen Gabe von Acetylsalicylsäure (ISIS-2, 1988) und Heparin fanden innerklinisch statt. Die Entscheidung für die Durchführung einer Thrombolyse blieb in den meisten Kliniken dem spezialisierten Kardiologen überlassen, im eigenen Haus wurde diese Therapie seit 1979 und auch präklinisch in Einzelfällen seit 1983 eingesetzt.

1.1.2 Zur Geschichte der Notfallmedizin in Deutschland und Berlin

Der erste durch den "Oberchirurgen" Wurst initiierte präklinische Einsatz Berliner Wundärzte geht wohl auf den "Strahlauer Fischzug" im Jahr 1812 zurück, nachdem bereits seit 1801 sogenannte "Rettungskästen" zur Behandlung verunglückter oder scheintoter Personen an sechs Schwerpunkten in der Stadt aufgestellt waren, deren Einsatz durch Laien oder Wundärzte vorgesehen war (nach Habel, 1991). 1831 wurden anläßlich einer Cholera-Epidemie Sanitätsstationen eingerichtet, 1848 erste Sanitätskolonnen, die - wesentlich gefördert durch den Berliner Arzt Ernst von Bergmann - in Folge der Gründung des Deutschen Roten Kreuzes 1864 wesentlich verstärkt wurden (Strumpf, 1980). In den Jahren 1893 - 1897 gründeten der Vaterländische Frauenverein des DRK, die Berliner Berufsgenossenschaft, der Berliner Ärzteverein für das Rettungswesen und andere Organisationen Rettungswachen und Unfallstationen, von denen aus auch bei Unglücksfällen und Erkrankungen auf Straßen und in Wohnungen Hilfe geleistet wurde. 1901 konstituierte sich ein Zentralkomitee für das Rettungswesen in Preußen und ein Verband für Erste Hilfe in Berlin, dem sich bereits drei private Krankentransportunternehmen anschlossen. Seit 1894 verwendeten sie statt Fahrtragen bespannte Krankenwagen, ab 1905 erste Automobile. 1906 wurde ein zentraler Bettennachweis als kommunale Aufgabe eingeführt. Er löste eine private Auskunftsstelle ab und besteht heute noch als nachgeordnete Einrichtung der Senatsverwaltung für Gesundheit in Berlin. Die Notwendigkeit präklinischer Hilfe fand 1912 ihren Niederschlag in den "Grundsätzen für die Ordnung des Rettungs- und Krankenbeförderungswesens" und der Gründung eines Rettungsamtes 1913, das mit Gründung der Stadtgemeinde Groß-Berlin am 01.10.1920 an die Stadtverwaltung überging (Bösselmann, 1966). Bei Unglücksfällen rief die Feuerwehrzentrale den Verband für Erste Hilfe an die Einsatzstelle. 1930 gab es bereits 46 ärztlich besetzte Rettungsstellen und 47 Krankentransportwagen. Für die Olympiade 1936 wurden Bettennachweis, Fuhrpark, Nachrichtentechnik und Sanitätslager in der Marienburger Straße im Bezirk Prenzlauer Berg zentralisiert, dem späteren Rettungsamt Ost. Während des zweiten Weltkrieges wurde der Rettungsdienst am 01.06.1943 durch das Deutsche Rote Kreuz übernommen, am 22.10.1948, dann wieder der Kommune übertragen, und am 10.12.1948 in einen Ost- und einen Westteil gespalten. Im Westteil wurden rasch die Fahrtragen durch Krankentransportwagen abgelöst und 1962 konnte dann mit der Einführung des Verkehrsfunkes eine ganz wesentliche Beschleunigung bei Notfällen erreicht werden.

Erkenntnisse aus der Epidemiologie über die immense Bedeutung der koronaren Herzerkrankung setzten seit den sechziger Jahren entscheidende Impulse nicht nur für die kurative Medizin. Es entwickelte sich eine Notfallmedizin, die ursprünglich als reine Unfallmedizin konzipiert war. Der Chirurg Kirschner stellte 1938, basierend auf den Erfahrungen Dunants und Appias (die Begründer des Roten Kreuzes), den noch heute gültigen Leitsatz auf, daß der Arzt zum Verletzten kommen müsse und nicht umgekehrt. Am 05.02.1957 nahm Bauer das Heidelberger Klinomobil als Operationswagen in den Dienst. Hier wurde ebenso wie auf dem Kölner Notarztwagen (1957) für Deutschland die eigentliche präklinische Erstversorgung mitentwickelt. Es war das Verdienst Ahnefelds (1978), das Spektrum notfallmedizinischer Einsätze mit einem 70%igen Anteil internistischer Notfälle zu beschreiben; die Innere Medizin war erst mit zunehmender Invasivität und Aggressivität ihrer Methoden aufnahmebereit für notfallmedizinische Aufgaben.

Durch die enge Verquickung von Feuer, Unglücksfällen und Verletzungen war es für die Feuerwehr notwendig, eigene Sanitäter, Samariter genannt, auszubilden. Sie waren bereits 1909 mit dem ersten Pulmotor der Lübecker Drägerwerke ausgerüstet (Strumpf, 1980). Mit Wirkung vom 01.11.1966 erfolgte konsequent die Anbindung des Rettungswesens an die Feuerwehr, die ohnehin im Rahmen der Amtshilfe eine Vielzahl von Krankentransporten durchführen mußte; Krankentransporte wurden nun den Hilfsorganisationen und privaten Unternehmen überlassen, der Rettungsdienst als kommunale Aufgabe von der Feuerwehr getragen. Gerade die Anbindung an die Senatsverwaltung für Inneres erlaubte eine adäquate technische Ausstattung des Rettungsdienstes. In Übereinstimmung mit den oben angeführten internationalen und nationalen Entwicklungen entwickelte sich dieser Dienst rasch weiter: Feuerwehrbeamte erhielten eine Ausbildung als Ersthelfer. Später wurde die Ausbildung zum Rettungssanitäter und ab 1991 zum Rettungsassistenten fest in die Laufbahnausbildung des Feuerwehrbeamten zum Hauptbrandmeister aufgenommen. Es ist jetzt gewährleistet, daß auf jedem Rettungswagen ein Rettungssanitäter oder Rettungsassistent Dienst tut. Am 18.09.1974 wurde in Zusammenarbeit mit Prof. Dr. Hochrein und dem Rudolf-Virchow Krankenhaus der erste Notarztwagen in Dienst gestellt, sechs weitere folgten für den ehemaligen Westteil Berlins: 13.06.1977 (Prof. Dr. Dissmann, Urban Krankenhaus), 01.08.1977 (Prof. Dr. Schröder, Klinikum Steglitz), 14.11.1977 (Prof. Dr. Ibe, Klinikum Rudolf-Virchow, Standort Charlottenburg), 09.01.1978 (Prof. Dr. Wagner, Krankenhaus Neukölln), 20.01.1986 (Prof. Dr. Thimme, Humboldt Krankenhaus) und am 16.02.1987 (Prof. Dr. Runge, Krankenhaus Spandau). Da der allergrößte Teil der Einsätze internistische Notfälle betrifft, wurden die Notarztwagen an internistischen Abteilungen und Intensivstationen stationiert. Die Ärzte sind bei den Abteilungen für Kardiologie und Intensivmedizin der Kliniken beschäftigt.

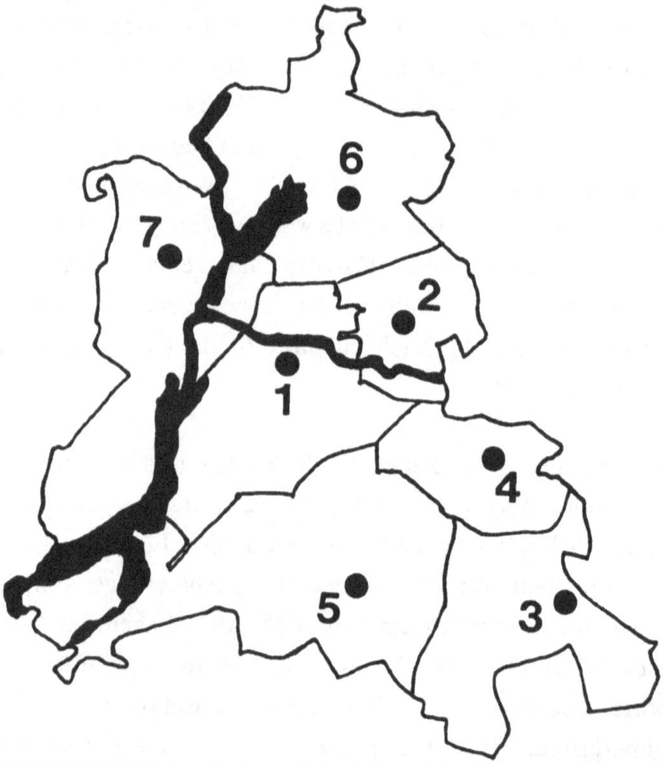

Bild 1 Ausrückebezirke der 7 Notarztwagen im ehemaligen Westberlin von 1988 nach Dokumentationsnummern: 1 = Klinikum Rudolf-Virchow, Charlottenburg, 2 = Klinikum Rudolf-Virchow, Wedding, 3 = Krankenhaus Neukölln, 4 = Krankenhaus am Urban, 5 = Klinikum Steglitz auch mit Rettungshubschrauber, 6 = Humboldt - Krankenhaus, 7 = Krankenhaus Spandau - Nord.

Nach der Vereinigung beider Teile Deutschlands wurde am 01.07.1991 das Rettungsamt Ostberlin in die Berliner Feuerwehr integriert und 7 weitere Notarztwagenstützpunkte der Schnellen Medizinischen Hilfe übernommen. Mit großem Aufwand werden zur Zeit medizinisches Material und Fahrzeuge in diesem Bereich investiert, historisch bedingte inhaltliche Unterschiede einvernehmlich geregelt. Nach mehr als 42 Jahren sind die Rettungsdienste beider getrennter Stadthälften wieder vereinigt. Die Vorarbeiten für die Untersuchung der Grundgesamtheit begannen 1984 noch unter den Bedingungen der Insellage Westberlins.

1.1.3 Organisation des interdisziplinären Arzteinsatzes im Rettungsdienst

Der interdisziplinäre Arzteinsatz richtet sich nach der Ausrückeordnung der Berliner Feuerwehr. Er wird durch einen Alarmierungskatalog geregelt, Einsatzindikationen (Stichworte) sind:

* plötzlich auftretende Bewußtlosigkeit
* heftiger oder anhaltender Brustschmerz
* Atemstillstand oder plötzliche Atemnot
* schwere Blutung
* Schockzustand
* schwere Verletzung
* erhängte Person
* Reanimation eingeleitet

sowie überraschend einsetzende Geburt, Abwasserunfall, Druckluftunfall, Flugzeugabsturz, Geiselnahme, Giftgasausströmung im Freien, Hauseinsturz, Massenunfall, -vergiftung, Menschenrettung, Notlandung; Person eingeklemmt, unter Zug, verschüttet oder im Wasser; Schiffsbrand, Personenschiffunfall, Zugunfall, Auffinden chemischer Kampfstoffe, Brand- oder Zugunfall im U - Bahn Tunnel, Strahlengefahr, Einrichtung einer Verletztensammelstelle.

Über die Alarmierung des Notarztes entscheidet ein ausgebildeter Rettungssanitäter und Feuerwehrbeamter in der Leitstelle der Berliner Feuerwehr unter der zentralen Notrufnummer Berlin 112. Darüberhinaus erfolgt die Alarmierung, wenn durch ersteintreffende Rettungssanitäter oder -assistenten nicht sicherzustellen ist, daß die Vitalfunktionen eines Patienten bis zur Aufnahme in ein geeignetes Krankenhaus wieder hergestellt, aufrechterhalten oder dauerhafte Schäden ausgeschlossen werden können. Das Ziel ist, mit den technischen und medizinischen Einrichtungen des Notarztwagens die Vitalfunktionen der Notfallpatienten wiederherzustellen und aufrechtzuerhalten. Der Notarzt wird durch Fahrer und Fahrzeugführer der Feuerwehr, mindestens einer ist Rettungsassistent, unterstützt. Darüberhinaus wird in der Regel ein Rettungswagen mit drei Feuerwehrbeamten zum selben Einsatz entsandt.

2. Material und Methode

Dieser Abschnitt beschreibt die in dieser Arbeit verwendeten Begriffe zu ischämischen Herzerkrankungen, die Auswahl der ausgewerteten Daten, die zugrundegelegten Kriterien und die Auswertungstechnik mit Hilfe eines Datenbank- und Statistischen Analyseprogramms (SAS^R - Systems) aus Patientenakten zur Beantwortung der eingangs gestellten Fragen 1 bis 10. Darüberhinaus wurde zur Beantwortung der Frage 7 eine prospektive Untersuchung zu Wirksamkeit, Handhabung und Komplikationen unter besonderer Berücksichtigung der Zeitabläufe einer Thrombolyse auf dem Notarztwagen bei akutem Myokardinfarkt durchgeführt. Die Alarmierungsgewohnheiten konnten auch anhand einer Auswahl von Notfallgesprächen bei der Leitstelle der Feuerwehr ebenso wie deren Reaktion darauf untersucht werden.

2.1 Begriffe

In der präklinischen Notfallmedizin steht eine Enzymdiagnostik nicht zur Verfügung, so daß sich der Notarzt auf die klinische Einschätzung und das Ableiten eines EKG stützen muß, um zwei der drei Säulen der Infarktdiagnostik finden zu können. Aus diesem Grunde kann in der Einsatzdokumentation zu ischämischen Herzerkrankungen nur nach drei Kriterien gerastert werden. Zum einen nach der Diagnose Angina pectoris (deutliche Besserung der Beschwerden unter vorlastsenkender Therapie, EKG ohne pathologischen Befund); zum zweiten nach der Diagnose Herzinfarktverdacht (entweder deutliche Besserung der Beschwerden unter vorlastsenkender Therapie mit für die Infarktdiagnostik nicht verwertbarem EKG oder eine besonders dramatische klinische Symptomatik ohne hinreichende Hinweise für einen Herzinfarkt); zum dritten nach der Diagnose Herzinfarkt (typische Klinik, typisches EKG). Wenn in der Notarzteinsatzdokumentation Felder in Klarschrift erfaßt werden können, ist die Lokalisation des Infarktes entweder aus dem Befund oder die direkte Diagnose des Notarztes auswertbar. Somit kann eine Rasterung nach Vorderwand- und Hinterwandinfarkt und anderen Lokalisationen erfolgen. In der Klinik steht die Enzymdiagnostik zur Verfügung, so daß bei Auswertung der klinischen Bezugsgruppen der Begriff Enzymatischer Myokardinfarkt hinzukommt (typischer Enzymverlauf mit für Infarktdiagnostik nicht verwertbarem EKG und meist auffälliger Klinik).

2.2 Datenerfassung und Speicherung

Aus den untersuchten Notarzteinsatzdokumenten wurden 99 medizinisch und logistisch relevante Datenfelder für die 11 531 Patienten (1986 - 88), die beim Statistischen Landesamt erfaßt waren, ausgewählt. 96 relevante Datenfelder wurden für 2 537 Patienten mit akutem Myokardinfarkt, die auf dem Notarztwagen des Hauses von 1978 - 91 behandelt wurden, ausgewählt. Anhand von 4 671 Datensätzen mit je 14 Feldern wurden stationäre Aufnahmebedingungen und Therapiegewohnheiten von 1969 - 91 untersucht. Daraus ergab sich für diesen Teil der Untersuchung eine Summe von mehr als 1,4 Millionen Einzeldaten, deren Weiterverarbeitung mit Hilfe elektronischer Datenverarbeitung sinnvoll erschien. Die Analyse von Notrufgesprächen der Berliner Feuerwehrleitstelle für Patienten mit akutem Myokardinfarkt erfolgte nach Magnetbandaufzeichnung.

2.2.1 Organisation, Übernahme und Speicherung der Dokumentation für Patienten mit ischämischer Herzerkrankung im Berliner Notarztdienst von 1986 - 1988

1984 begannen die Vorarbeiten zu einem Datenpool der Notarzteinsatzdokumentation, aus dem symptom- oder diagnosenbezogen Daten vor allem zur Bedarfsanalyse und zur Qualitätskontrolle geschöpft werden sollten. Voraussetzung dafür war eine einheitliche Notarztdokumentation auf allen Stützpunkten. Diese konnte durch einen Vorschlag der Arbeitsgemeinschaft Notarzt Berlin e. V. und mit Hilfe der Aufsichtsbehörde an allen Stützpunktkrankenhäusern eingeführt werden (Dokumentationsbogen s. Datenband VI zur Datenerfassung 2.2). Auf jedem Stützpunkt erfolgt seitdem eine inhaltliche Plausibilitätskontrolle der ausgefüllten Einsatzdokumentation durch den zuständigen Oberarzt. Nun wurden formale und erweiterte inhaltliche Plausibilitätskontrollen auch für die zentrale Datenerfassung erarbeitet, die bis August 1992 alle 66 725 Datensätze der Jahrgänge 1986 bis 1988 erfaßt hat. Auf diese Weise entstanden unter Zusammenführung mit den Hilfeleistungsberichten der Feuerwehr Datensätze für jeden Notarztwageneinsatz, die 470 Felder beinhalteten. Zur Evaluierung von Daten der Grundgesamtheit von Patienten mit akuter ischämischer Herzerkrankung, die auf Berliner Notarztwagen in diesen drei Jahren behandelt wurden, wurde ein Konvertierungsprogramm entwickelt, welches 99 für diese Untersuchung relevante Felder im ASCI-Code zu einem neuen

Datensatz (Schlüsselliste siehe Datenband VI zur Datenerfassung unter 1.1) zusammenfügte. Damit war es gleichzeitig möglich, diese neuen Datensätze mit geringerem Speicherbedarf von der VAX^{R}-Großrechenanlage des Statistischen Landesamtes Berlin auf ein dezentrales System zu überspielen und ortsungebunden auf einem Personal Computer weiter zu bearbeiten. Durch die Verbindung zu den Einsatzdaten aus dem Hilfeleistungsbericht erhoffte ich, besondere Erkenntnisse über die Patientenentscheidungszeit unserer Notfallpatienten in Relation zu den medizinischen Daten von ischämischen Herzerkrankungen (Felder 102, 103, 104 der damaligen Notarztdokumentation) zu erlangen, da ihr Symptombeginn oft eindeutig festgelegt werden kann. Im Zeitraum von drei Jahren gab es keine wesentlichen inhaltlichen Änderungen des Rettungsdienstes, die wesentliche Änderungen erwarten ließen, daher erfolgte eine zusammenfassende Auswertung.

In die Schlüsselliste zur Erfassung wurden folgende Parameter aufgenommen: Tag, Monat und Jahr des Einsatzes sowie die Feuerwehreinsatznummer (zur Identifizierung des Datensatzes). Die Erfasssung von Minute, Stunde, Tag und Monat der Alarmierung sowie der Minute und der Stunde des Eintreffens ermöglicht die Berechnung der entsprechenden Zeitdifferenz. Die Erfassung des Einsatzstichwortes beschränkte sich auf bekanntermaßen korrelierende Stichworte (Cremer, 1991) "heftiger Brustschmerz", "Atemnot/Atemstillstand", "plötzliche Bewußtlosigkeit" und "andere". An weiteren für den Rettungsdienst spezifischen Stammdaten wurden Alarmierungsstichwort mit, ohne oder durch eine Rettungswagenbesatzung und der Transport im Notarzt- oder Rettungswagen erfaßt. Die Erfassung von Minuten, Stunden und Tagen vom Symptombeginn bis zum Eintreffen des Arztes ermöglichte die Berechnung der Alarmverzögerung. Die Einleitung von Maßnahmen zur ersten Hilfe wurde in bezug auf Laienhilfe, Hilfe medizinischen oder paramedizinischen Personals, der Feuerwehr oder des Notarztes unterschieden.

An Maßnahmen selbst wurden die Notwendigkeit zum Absaugen, einer endotrachealen Intubation, der manuellen oder maschinellen Beatmung, der Gabe von Sauerstoff, der manuellen oder maschinellen Herzmassage, der Durchführung eines Elektrokardiogramms (auch Monitorableitung), einer Defibrillation, der Schrittmacherapplikation, des zentralen oder peripheren Zuganges, der Injektion, einer Blutstillung und der intravenösen Medikamentengabe erfaßt.

In den Datensatz konnten folgende Parameter zum Status des Patienten aufgenommen werden. Exitus letalis vor Eintreffen des Arztes, am Einsatzort oder während des Transportes, Atemstillstand oder Asystolie, das Auftreten von Kammerflimmern sowie vier Qualitäten der Bewußtseinslage: Bewußtseinsklarheit, Somnolenz, Sopor oder Koma. In den Datensatz zum Status praesens des Patienten wurden zunächst die Hautfarbe, ein evtl. Foetor sowie die Pupillenmotorik, evtl. Reflexauffälligkeiten und das Auftreten von bradycarden Herzrhythmusstörungen, ventrikulären Extrasystolen, einer supraventrikulären oder einer Kammertachycardie aufgenommen, dann aber nur die kardial relevanten Datenfelder in die Auswertung mit einbezogen.

Abschließend wurde die Einsatzbeurteilung des jeweiligen Notarztes, vom zuständigen Oberarzt der Kliniken auf Plausibilität geprüft, nach den 8 möglichen Zuordnungen erfaßt:

1. Bislang erfolgreiche kardiopulmonale Reanimation.
2. Beherrschung eines inkompletten Ausfalles der Vitalfunktionen.
3. Erfolgloser Reanimationsversuch.
4. Reanimationsbereitschaft bei Vitalgefährdung oder möglicher Vitalgefährdung.
5. Erforderliche klinische Abklärung und Therapie.
6. Mögliche ambulante Abklärung und Therapie.
7. Akute ärztliche Maßnahmen nicht erforderlich.
8. Feststellung akuten Todes ohne Reanimationsversuch des Notarztes.

In bezug zu den drei Diagnosen für ischämische Herzerkrankungen Angina pectoris, Verdacht auf Herzinfarkt und Herzinfarkt sollten neben dem Geschlecht besonders das Alter der Patienten untersucht werden, das nach Datenübernahme errechnet und dem Datensatz angefügt wurde.

2.2.2 Datenerfassung und Speicherung der Notarzteinsatzdokumentation des UKRV-C von Patienten mit akutem Myokardinfarkt 1978-1991

Da bisher aus organisatorischen Gründen nur die Datensätze von drei Jahren vorlagen, mußte für longitudinale Erkenntnisse ein anderer Weg gesucht werden. Gleiches gilt für Aussagen über die medizinische Statuserhebung und die verabreichten Medikamente. Beides erfolgte in der Notarzteinsatzdokumentation zumeist in Klarschrift. Um darüber Aussagen zu gewinnen, wurden alle von 1978 bis 1991 unter der Diagnose Myokardinfarkt auf dem Notarztwagen erstellten Notarzteinsatzdokumentationen des UKRV-C ausgewertet. In dieser Zeit wurden drei verschiedene Dokumentationsbögen verwendet:

1. 14.11.1977 - 31.12.1984 (siehe Datenband VI zur Datenerfassung 2.1)
2. 01.01.1985 - 31.06.1990 (siehe Datenband VI zur Datenerfassung 2.2)
3. ab 01.07.1990 (siehe Datenband VI zur Datenerfassung 2.3)

Zur Herstellung der Auswertbarkeit wurde unter dem Datenerfassungsprogramm Clipper R eine Eingabemaske (Schlüsselliste siehe Datenband VI zur Datenerfassung unter 1.2) entwickelt und eine für das Datenbankprogramm dBase R und das Statistikpaket SAS R kompatible 96 Felder lange Datei erzeugt. Dadurch wurde die Datenerfassung durch eine studentische Hilfskraft möglich, die in elektronischer Datenverarbeitung keine eigene Programmiererfahrung benötigte. Das Erfassungsprogramm enthielt Plausibilitätskontrollen, um Eingabefehler zu vermeiden. Alle Datensätze wurden nach der Erfassung auf Richtigkeit geprüft und gegebenenfalls mit Hilfe eines speziellen Korrekturprogramms berichtigt.

Jeder Datensatz wurde durch das Datum der Ereignismeldung und die Einsatznummer der Berliner Feuerwehr identifiziert. Darauf erfolgte die Erfassung der Alarmierungszeit, des Geburtsdatums und des Geschlechtes des jeweils betroffenen Patienten. Die Alarmierung mit oder ohne Unterstützung durch die Besatzung eines Rettungswagens sowie der Transport des Patienten in Notarzt- oder Rettungswagen, die Zeit zwischen dem Auftreten akuter Symptome und dem Eintreffen des Arztes wurde in Tagen, Stunden und Minuten erfaßt, ebenso wie die Einleitung der Hilfsmaßnahmen durch professionelle Rettungskräfte, paramedizinisches Personal oder Laien. An Maßnahmen wurden eine Intubation, die manuelle oder maschinelle Beatmung, die Gabe von Sauerstoff, die manuelle Herzmassage und die Ableitung eines Elektrokardiogramms erfaßt. An dieser Stelle wurde die Infarktlokalisation aus der Klarschrift der Notarzteinsatzdokumentation aufgenommen, gerastert nach Vorderwandinfarkt, Hinterwandinfarkt und anderen Lokalisationen. Anschließend wurden an weiteren Maßnahmen eine EKG-Monitorableitung, eine Defibrillation, die Applikation eines Schrittmachers, eines zentralen oder peripheren Zuganges und die Applikation von Medikamenten erfaßt.

Die im wesentlichen verwendeten Medikamente wurden in Wirkgruppen eingeteilt: Unter den Nitraten fand Nitroglycerin (Nitrolingual^{R}) als Spray oder Kapseln (auch als Dauertropfinfusion), unter den Calciumantagonisten Nifedipin (Adalat^{R}, auch als Dauertropfinfusion) Aufnahme in den Datensatz. Unter den Analgetika wurde Einsatz und Häufigkeit von Pethidin (Dolantin^{R}), Buprenorphin (Temgesic^{R}) und Pentazozin (Fortral^{R}) in den Datensatz aufgenommen. Zur Verstärkung einer zentralen Analgesie eingesetzte Neuroleptika wurden unter besonderer Berücksichtigung von Triflupromazin (Psyquil^{R}) erfaßt, Sedativa unter besonderer Berücksichtigung von Diazepam (Valium^{R}) und Midazolam (Dormicum^{R}).

Unter gerinnungsaktiven Substanzen fanden Acetylsalicylsäure (Aspirin^{R}), Heparin (Liquemin^{R}), Streptokinase (Streptase^{R}), Anistreplase (Eminase^{R}) und Alteplase (Actilyse^{R}) Aufnahme in den Datensatz.

Die antiarrhythmische Therapie mit Lidocain (Lidocain^{R}) oder Ajmalin (Gilurytmal^{R}) wurde jeweils auch als Dauertropfinfusion erfaßt.

Die Erfassung von Katecholaminen berücksichtigte auch die Dauertropfinfusion des Einsatzes von Adrenalin (Suprarenin^{R}), Dopamin (Dopamin^{R}) und Dobutamin (Dobutrex^{R}).

Darüber hinaus wurde der Einsatz von Diuretika unter Berücksichtigung von Furosemid (Lasix^{R}) und Spironolacton (Aldactone^{R}) aufgenommen.

Im Falle des Todes eines Patienten während des Einsatzes wurde nach Todeseintritt am Einsatzort bzw. auf dem Transport in die Klinik unterschieden und das Auftreten einer Asystolie oder von Kammerflimmern berücksichtigt. Aus weiteren Statusangaben im Rahmen der klinischen Untersuchung wurden Blutdruck und Herzfrequenz, falls angegeben, zweimal in den Datensatz aufgenommen sowie das Auftreten einer Links- oder Rechtsherzinsuffizienz, eines sprudelnden Lungenödems, einer cardiogenen Schocksymptomatik und einer möglicherweise begleitenden Apoplexie. Abschließend fanden die Einsatzbeurteilung und das Einsatzstichwort Eingang auch in diesen Datensatz.

2.2.3 Datenerfassung und Speicherung von Daten stationärer Patienten mit akutem Myokardinfarkt im UKRV-C 1969 - 1991

Um die Frage zu klären, ob Periodizitäten bei Patienten mit akuter Exazerbation ischämischer Herzerkrankungen eher exogen oder endogen getriggert werden, wurden neben organisatorisch wichtigen Stammdaten auch die tödlichen Komplikationen der verstorbenen Patienten als Bezugsgruppe mit Tag und Zeit erfaßt. Die Daten wurden aus den Akten dieser Patienten und der Aufnahmedokumentation gewonnen. Zur Herstellung der Auswertbarkeit wurde unter dem Datenerfassungsprogramm Clipper^{R} ebenfalls eine Eingabemaske (Schlüsselliste siehe Datenband VI zur Datenerfassung unter 1.3) entwickelt und eine für das Datenbankprogramm dBase^{R} und das Statistikpaket SAS^{R} kompatible 14 Felder lange Datei gebildet.

Zur Identifizierung des Patienten dienten die Aufnahmenummer und das Aufnahmedatum. Neben Minute und Stunde der Aufnahme wurden das Geschlecht und zur Alterserrechnung das Geburtsdatum in diesen Datensatz eingegeben. Zur Erfassung des Aufnahmemodus wurden direkte Einlieferungen auf die Intensivstation, Verlegung von der Aufnahmestation im Haus und Verlegungen von anderen Stationen und aus dem Herzkatheterlabor unterschieden. Die Angabe der Infarktlokalisation wurde, wie unter 2.1 beschrieben, nach Vorderwandinfarkt, Hinterwandinfarkt und anderer Lokalisation (enzymatisch gesichert) gerastert. Aus der Dokumentation der Intensivstation wurde bei an ischämischen Herzerkrankungen Verstorbenen das Sterbedatum und die Todeszeit aufgenommen.

2.2.3.1 Untersuchung anderer klinischer Bezugsgruppen

Aus der Aufnahmedokumentation der internistischen Notaufnahme des Hauses wurde die Art des Rettungsmittels zu der stationären Aufnahme von Patienten mit akutem Myokardinfarkt ermittelt, da viele Patienten nicht direkt auf die Intensivstation eingeliefert wurden. Ebenso wurde die Periodizität von Tag und Uhrzeit auch anhand von Patienten untersucht, die bis 1986 als Personen ohne Vitalfunktionen zur Aufnahme kamen und bei denen zu diesem Zeitpunkt nur noch der Tod festgestellt werden konnte (sogenannte Toteinlieferungen).

2.2.4 Untersuchung zur präklinischen Thrombolyse im Notarztwagen

Die thrombolytische Therapie ist im Gegensatz zur operativen Revaskularisation und zur Ballondilatation die am schnellsten verfügbare Methode. Die Anwendung dieser Therapie auf dem Notarztwagen liegt nahe, zumal oft eine sehr lange Zeit bis zur Konsultation des Arztes und zur Indikationsstellung vergeht. Die besten Ergebnisse werden bei Verschlußzeiten unter einer Stunde erzielt (Gissi-1, 1987). Auf dem Notarztwagen des eigenen Hauses führen wir dieses klinische Routineverfahren seit 1983 in Einzelfällen auch präklinisch durch. Eigene Daten zum präklinischen Ablauf unter besonderer Berücksichtigung eines Zeitgewinns lagen bisher nicht vor. So wurde in Zusammenarbeit mit der kardiologischen Abteilung des Hauses nach Zustimmung der Ethikkommission eine prospektive Studie vom 01.09.1988 bis zum 01.07.1989 mit 100 mg Alteplase (rt-PA, Actilyse[R]) über 60 Minuten (Behandlung 1) und ab 05.07.1990 über 90 Minuten (Behandlung 2) bis zum Ende am 28.02.1990 bei Patienten mit akutem Myokardinfarkt durchgeführt. Nach Bolusgabe von 15 mg über eine Motorspritzenpumpe (Injektomat[R]) wurde die restliche Menge des Thrombolytikums dann nach Umschalten der Pumpe als Dauerinfusion weitergegeben. Eingeschlossen wurden alle Patienten im Alter von 21 bis 70 Jahren und einer Schmerzdauer von unter 3 Stunden. Geprüft wurden die Praktikabilität, die Wirksamkeit der Behandlung und die Verträglichkeit der Substanz. Die Notärzte der beteiligten Häuser gehörten zur Inneren Klinik und waren in der Beurteilung von Elektrokardiogrammen erfahren. Die Infarktdiagnose erfolgte nach klinischen Gesichtspunkten und unter Zuhilfenahme eines Elektrokardiogramms, welches in zwei Brustwandableitungen mindestens aber in einer Extremitätenableitung eine monophasische ST-Elevation von mehr als 0,2 mV zeigen mußte. Alle Patienten wurden über die Untersuchung und ihren Ablauf aufgeklärt und stimmten der Untersuchung zu. Mögliche Kontraindikationen wurden anhand einer Checkliste überprüft. Neben der Thrombolyse erhielten alle Patienten 10 000 IE Heparin und 100 Milligramm Acetylsalicylsäure. Nach dem Transport in die Klinik wurde eine Koronarangiographie durchgeführt und der Patient bei guter Perfusion (TIMI 2/3) des Infarktgefässes auf die Intensivstation zur weiteren Beobachtung und Therapie verlegt. Bei schlechter Perfusion (TIMI 0/1) erhielt der Patient weitere 10 Milligramm des Thrombolytikums intrakoronar. Verbesserte sich der Perfusionsgrad dann nicht, wurde eine Ballondilatation vorgenommen. Unter den erhobenen Parametern für den Ablauf interessierten die Dauer, die Anwendungssicherheit, die Wirksamkeit und die Handhabung sowie die akuten Komplikationen in der präklinischen Phase.

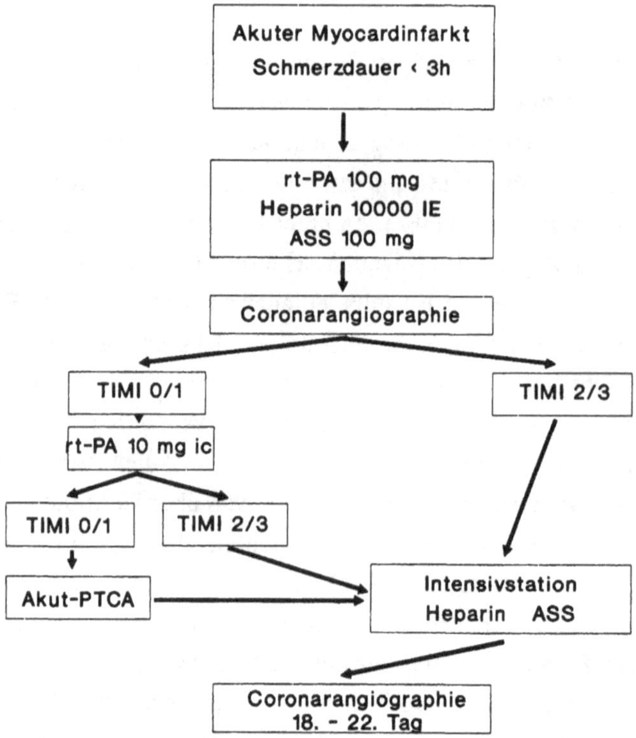

Bild 2 Thrombolyse im Notarztwagen.

Nach dem Einschluss der Patienten in die Studie wurden die Gründe für einen eventuellen sekundären Ausschluß (Patientenzusammensetzung) erfaßt. Die Infarktlokalisation, ein Abbruch der Behandlung oder das Nichteinhalten der Beobachtungszeit aufgrund von Wirkungslosigkeit, Nebenwirkungen oder administrativen Gründen wurden erfaßt. Von besonderem Interesse war die Frage, ob die prästationäre Durchführung regelrecht war. In die Erfassung wurden folgende Zeitabläufe in Minuten aufgenommen: Symptombeginn bis Notruf bei der Rettungsleitstelle, Notruf in der Rettungsleitstelle bis Ankunft des Notarztwagens, Symptombeginn bis Eintreffen in der Klinik, Eintreffen des Notarztwagens bis zur Koronarangiographie, Notruf bis Infusionsbeginn, Ankunft des Notarztwagens bis Infusionsbeginn, Symptombeginn bis Ankunft des Notarztwagens, Symptombeginn bis zur Durchführung des ersten Elektrokardiogramms, Abschluß des ersten Elektrokardiogramms bis Infusionsbeginn, Ankunft des Notarztwagens bis zur Klinikaufnahme und Ankunft des Notarztwagens bis zur Koronarangiographie.

Bei der Statuserhebung durch den Notarzt wurden vorbestehende Erkrankungen, Risikofaktoren und die Vormedikation untersucht. Ergänzend wurden vor und im Verlauf der Thrombolyse insbesondere Blutdruckabfälle, Herzinsuffizienz, cardiogener Schock und Herzrhythmusstörungen registriert.

Die angiographische Beurteilung der Rekanalisation erfolgte in zehnminütigen Abständen von der dreißigsten bis zur sechzigsten Minute nach Infusionsbeginn (Behandlung 1), bzw. von der dreißigsten bis zur neunzigsten Minute (Behandlung 2) und nach drei Wochen. Unter den Komplikationen vor Beginn und unter präklinischer Thrombolyse wurden behandlungsbedürftige Herzrhythmusstörungen, bradycarder und tachycarder Art, insbesondere Kammerflimmern in die Auswertung einbezogen. Die Erfassung der Komplikationen unter thrombolytischer Therapie geschah unter besonderer Berücksichtigung auch cerebrovaskulärer Blutungen.

2.2.5 Untersuchung zum Verhalten bei Notrufen für Patienten mit akutem Myokardinfarkt bei der Feuerwehrleitstelle Berlin 112

Die Alarmierung der Notärzte erfolgt aufgrund der Entscheidung eines ausgebildeten Feuerwehrbeamten wie unter 1.1.3. beschrieben. Er entscheidet, ob ein Stichwort für den Arzteinsatz gegeben wird. 1985 ließ die Bundesanstalt für Straßenwesen eine Analyse und Beurteilung der Notfallrettung in Berlin durchführen (Garms-Homolová, 1987). Damals wurden Meldungen auch zu kardiologischen Notfällen sprachwissenschaftlich untersucht. Eine Untersuchung über die Dauer des Notrufgespräches oder die inhaltliche Richtigkeit der Alarmierung für Patienten mit akutem Myokardinfarkt liegt aber für Berliner Verhältnisse nicht vor. Aus diesem Grunde wurden alle Patienten, die mit einem akuten Myokardinfarkt im Notarztwagen der Klinik im Zeitraum vom 01.01.1992 bis zum 06.08.1992 behandelt und anschließend im Reanimationszentrum aufgenommen wurden, um ihr Einverständnis gebeten, das Notrufgespräch untersuchen zu dürfen. Von diesem Termin an war eine weitere Tonbanddokumentation wegen Umbaumaßnahmen in der Leitstelle nicht mehr zu erhalten. In 62 Fällen gelang es bei vorliegendem Einverständnis des Patienten, die Tonbanddokumentation zu dem entsprechenden Notrufgespräch retrospektiv aufzufinden und auf herkömmliche Musikkassetten zu überspielen. Der Aufwand hierfür war bei etwa 1 000 Notfallgesprächen pro Tag sehr groß, daher wird ein solches Verfahren sonst nur aus forensischen Gründen durchgeführt.

Das Tonkassettenmaterial wurde vor der eigentlichen Auswertung in eine schriftliche Form überführt und wird im Datenband (Datenband V, 1) wörtlich wiedergegeben. Hierbei erfolgte eine phonetische Umschrift der Dialoge unter fortlaufender Nummerierung ohne Rücksicht auf orthographische Richtigkeit, um z. B. Dialekte und auch die Stimmung, die in einem solchen Gespräch entsteht, wiedergeben zu können. Der Wechsel der Dialogpartner ist am Wechsel von Fett- und Normalschrift erkennbar. Darüberhinaus wurden möglichst alle Nebengeräusche erfaßt, sowie alle hörbaren verbalen Äußerungen. Die schriftliche Dokumentation wurde auf die hörbare verbale Produktion beschränkt, so daß "verschluckte" Wortenden nicht ergänzt und falsch ausgesprochene Begriffe nicht korrigiert wurden. Paraverbale Äußerungen, die die Funktion von Pausenfüllern, Bestätigungen, Zeichen der Anwesenheitsäußerung oder Unsicherheitsäußerungen haben, wie "hm", "hallo", "bitte", "no", wurden festgehalten. Nach Übertragung in die schriftliche Form wurde eine Plausibilitätskontrolle durch zwei weitere Untersucher im Vergleich zum vorigen Kassettenmaterial vorgenommen. Alle Namen, Anschriften und Telefonnummern wurden anonymisiert, und - wenn nötig, z. B. bei ähnlich klingendem Namen, - auch modifiziert. Damit die Gesprächssituation für eventuelle organisatorische Konsequenzen auch später nachvollziehbar blieb, wurden die Originaleinsatznummern, Daten und Uhrzeiten beibehalten. Zum Zeitpunkt der Publikation dieser Arbeit ist die Magnetaufzeichnung der Feuerwehr bereits gelöscht, so daß der notwendige Datenschutz gegenüber Patienten und Feuerwehrbeamten bezüglich ihrer Persönlichkeitsrechte gewährleistet ist.

Erfaßt wurden die Dauer des Gespräches in Sekunden, die meldende Person, die entsandten Rettungsmittel, das Alarmierungsstichwort, das korrekte Erkennen bestehender Lebensgefahr, eine Alarmverzögerung während des Gespräches, das Erteilen von telefonischen Ratschlägen zur Ersten Hilfe für den Patienten, sowie die Zeitdauer in Sekunden, die bis zur Alarmierung der entsandten Rettungsmittel verging. Neben technischen Problemen, die zu kommunikativen Problemen führten, wurde auch der Tonfall des Feuerwehrbeamten gegenüber dem Anrufer berücksichtigt.

2.3 Statistik

In allen Teilen der Untersuchungen wurde beschreibende Statistik angewandt, mit der Häufigkeiten, relative Häufigkeiten (in %) und bei Eignung Mittelwert, Standardabweichung, Median oder 25/75 % Perzentilen (Quartile, Q) mit Hilfe eines Datenbank- und Statistischen Analyseprogramms (SAS^R - Systems) errechnet wurden.

Signifikanzprüfungen erfolgten an ausgewählten Stellen (s. Datenband VII, Signifikanzprüfungen). In geeigneten Fällen wurden Abweichungen von einer erwarteten Gleichverteilung mit dem Chi-Quadrat-Anpassungstest (Gleichverteilung H_0) oder Homogenitätstest zum Vergleich einer empirischen mit einer theoretischen Verteilung geprüft. Eine Signifikanzprüfung bei nicht gleichverteilten großen Datenmengen ist problematisch; kleinste Unterschiede erscheinen möglicherweise ohne Sinn hochsignifikant. In solchen Fällen sprechen Zahlen oft für sich. Bei Untersuchung von Blutdruckdifferenzen wurde der Wilcoxon Rang-Summentest angewendet, Altersgruppen mit Hilfe des Kruskal-Wallis Testes untersucht (Sacks, 1988).

Von einer longitudinalen Bezugsgrößenerhebung in der Berliner Gesamtbevölkerung mußte abgesehen werden; die statistischen Jahresberichte "Sterbefälle nach Todesursachen in Berlin (West)" enthalten mehrfach geänderte Verschlüsselungen (1957 - 1962 das Deutsche Todesursachenverzeichnis von 1950, 1963 - 1968 die Deutsche Ausführliche Systematik 1958, 1969 - 1978 die Internationale Klassifikation der Krankheiten, Verletzungen und Todesursachen (ICD 1968), 1979 - 1987 den ICD-Schlüssel von 1979) und sind somit nicht verwertbar. Eine interdisziplinäre Bundes- oder Landesnotfallstatistik existiert nicht.

Bei der grafischen Darstellung der Jahres-, Wochen- und Tagesgänge ist bewußt, daß eine endliche Anzahl von Punkten miteinander verbunden den Eindruck einer Erhebung einer nichtendlichen Anzahl von Punkten erwecken und somit mißverständlich sein könnten. Diese Darstellung von Periodizitäten ist instruktiv und wird z. B. in Sozialwissenschaften oder bei Behörden angewandt.

3. Ergebnisse

3.1 Patienten mit ischämischer Herzerkrankung im Berliner Notarztdienst von 1986 - 1988

Die Ergebnisse finden sich systematisch im Datenband I als Tabellen. Die drei Diagnosemöglichkeiten (Angina pectoris, Verdacht auf Herzinfarkt und Herzinfarkt) werden normalerweise allein gestellt. In 817 Fällen (7,1 %) kam es jedoch zu Doppelnennungen der ersten beiden Diagnosemöglichkeiten, eine Doppelnennung einer dieser Diagnosen mit der dritten (Herzinfarkt) wurde nicht beobachtet. Aus diesem Grunde erfolgte die Auswertung diagnosenbezogen auf die Gesamtzahl von 12 348 gestellten Diagnosen bei 11 531 Patienten (s. Datenband I, Tab.1), da ansonsten klinisch als pectanginös eingeschätzte Patienten (crescendo Angina) oder Patienten mit zunächst bestehendem Infarktverdacht und dann doch im Verlauf des Einsatzes abklingender Beschwerdesymptomatik (instabile Angina, Prinzmetal Angina) aus der Untersuchung herausgefallen wären. Bei einer diagnosenbezogenen Auswertung ist dies nicht möglich. In allen Tabellen des Datenbandes werden Patienten- und Diagnosezahlen unterschieden.

3.1.1 Patienten und Diagnosen

Die Auswertung der Notarztdokumentation für 11 531 Patienten mit ischämischer Herzerkrankung erfolgte zusammen für die Jahrgänge 1986 - 1988. Im Verlauf dieser Jahre wurden von 7 Notarztwagen und einem Rettungshubschrauber insgesamt 66 728 Einsätze gemäß den Feuerwehrjahresberichten (1986 - 88) geleistet. Von diesen wurden offensichtlich drei Datensätze nicht erfaßt, so daß sich diese Auswertung auf die 66 725 Datensätze, die das Statistische Landesamt für diesen Zeitraum gespeichert hat, bezieht. Diese Angabe beinhaltet auch sogenannte "Abbrüche", bei denen der Notarzt nicht zum Einsatz kam, da vor Eintreffen eine Abbestellung von bereits zuvor tätigen Rettungssanitätern erfolgte und weitere Fehlalarme. Die Gesamtzahl der Fehlalarme lag mit 19 812 bei 29,7%, so daß die Anzahl tatsächlich versorgter Patienten insgesamt 46 913 betrug. Die 11 531 Patienten mit ischämischer Herzerkrankung stellten somit einen Anteil von 24,6 % aller in diesem Zeitraum notärztlich versorgten Patienten dar.

Die Versorgung der Patienten erfolgte ab 1986 mit 6 Notarztwagen, ab 1987 mit 7 Notarztwagen (NAW) und einem Rettungstransporthubschrauber (RTH). Aus Bild 3 wird ersichtlich, daß die prozentuale Verteilung aller 46 913 Patienten auf die arztbesetzten Rettungsmittel (Jahresberichte der Berliner Feuerwehr 1986-1988 und behördeninterne Auswertung des Statistischen Landesamtes hierzu) bis auf zwei Ausnahmen zwischen 12,3 % und 17 % liegt (NAW 1 15 %, NAW 2 14,9%, NAW 3 17 %, NAW 4 17 %, NAW 5 15 %, NAW 6 12,3 %). Der NAW 7 (7 %) und der RTH (2,4 %) wurden während des Untersuchungszeitraumes in Dienst gestellt und wurden so zu anteilig weniger Patienten gerufen (s. Datenband I, Tab.2).

Unter den insgesamt 12 384 Diagnosen für 11 531 Patienten lag die relative Verteilung der Diagnose Angina pecoris bei 45,9 %, in 33 % wurde ein Herzinfarktverdacht geäußert und in 21,1 % die Diagnose Herzinfarkt gestellt (s. Datenband I, Tab.1). Auf dem NAW 1 wurden 17,1 % aller Diagnosen Angina pectoris, 20,4 % aller Verdachtsdiagnosen Herzinfarkt und 15 % aller Herzinfarktdiagnosen gestellt. Auf dem NAW 2 wurden 15,9 % aller Diagnosen Angina pectoris, 12,8 % aller Verdachtsdiagnosen Herzinfarkt und 15,5 % aller Herzinfarktdiagnosen gestellt. Auf dem NAW 3 wurden 18,5 % aller Diagnosen Angina pectoris, 22,2 % aller Verdachtsdiagnosen Herzinfarkt und 26,7 % aller Herzinfarktdiagnosen gestellt. Auf dem NAW 4 wurden 7,2 % aller Diagnosen Angina pectoris, 5,9 % aller Verdachtsdiagnosen Herzinfarkt und 6 % aller Herzinfarktdiagnosen gestellt. Auf dem NAW 5 wurden 16,4 % aller Diagnosen Angina pectoris, 12 % aller Verdachtsdiagnosen Herzinfarkt und 15,6 % aller Herzinfarktdiagnosen gestellt. Auf dem NAW 6 wurden 12,9 % aller Diagnosen Angina pectoris, 17,9 % aller Verdachtsdiagnosen Herzinfarkt und 11,8 % aller Herzinfarktdiagnosen gestellt. Auf dem NAW 7 wurden 9,8 % aller Diagnosen Angina pectoris, 7,8 % aller Verdachtsdiagnosen Herzinfarkt und 7,8 % aller Herzinfarktdiagnosen gestellt. Auf dem RTH wurden 2,2 % aller Diagnosen Angina pectoris, 1 % aller Verdachtsdiagnosen Herzinfarkt und 1,6 % aller Herzinfarktdiagnosen gestellt.

Auffällig ist der überproportionale relative Anteil von Patienten mit Herzinfarktverdacht (22,2 %) und Herzinfarkt (26,7 %) des NAW 3, während die gleichen Gruppen des NAW 4 anteilig mit 5,9 % und 6 % erheblich kleiner sind. Hier ist auch die Gruppe mit Angina pectoris mit 7,2 % sehr klein (s. Datenband I, Tab.2). Beide Ausrückebezirke unterscheiden sich allerdings in ihrer regionalen Struktur des Bevölkerungsalters.

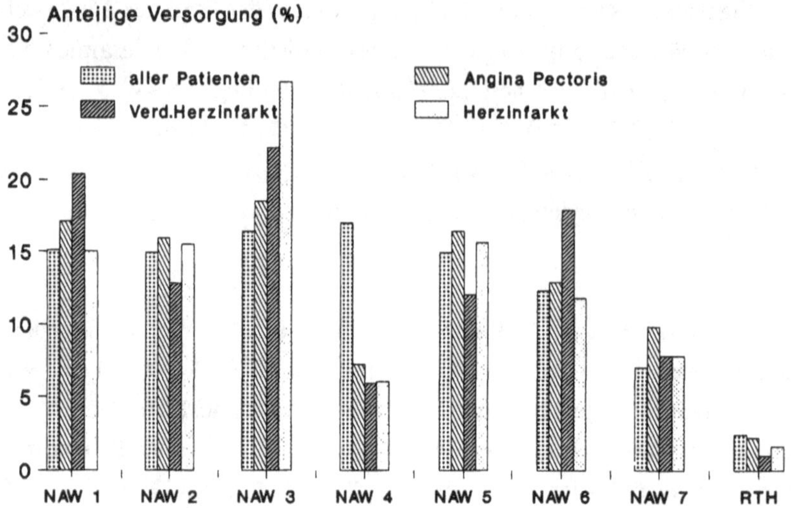

Bild 3 Anteilige Versorgung von 46 913 Patienten durch 7 NAW und 1 RTH 1986 - 1988, anteilige Diagnosen in %, nach Dokumentationsnummern der Notarztwagen: 1 = Klinikum Rudolf-Virchow, Charlottenburg, 2 = Klinikum Rudolf-Virchow, Wedding, 3 = Krankenhaus Neukölln, 4 = Krankenhaus am Urban, 5 = Klinikum Steglitz auch mit Rettungshubschrauber (RTH), 6 = Humboldt - Krankenhaus, 7 = Krankenhaus Spandau - Nord.

3.1.2 Geschlechts- und Altersverteilung

Unter den 11 531 Patienten waren 6 586 Männer und 4 945 Frauen (s. Datenband I, Tab. 3a). Dies entspricht einem Geschlechtsverhältnis (Frauen: Männer) von 1:1,33. Es entspricht dem Verhältnis von Frauen zu Männern in der Berliner Gesamtbevölkerung nicht (1:0,87). Das Geschlechtsverhältnis lag bei der Diagnose Angina pectoris bei 1:1,08. Bei Verdacht auf Herzinfarkt lag es bei 1:1,53, bei Herzinfarkt war es mit 1:1,64 deutlich in Richtung der männlichen Patienten verschoben (Kruskal-Wallis-Test, jeweils $p < 0,001$). Vergleichsweise sei an dieser Stelle erwähnt, daß in der gesamten Patientenklientel unserer Intensivstation anteilmäßig mehr Männer sind. Hier beträgt das Geschlechtsverhältnis 1:1,63.

Unter den 11 531 Patienten wurden diagnosenbezogen Altersgruppen gebildet. (<50 Jahre, 50 - 65 Jahre, 66 - 80 Jahre und >80 Jahre; Unterschiede von Anzahl der Diagnosen und Anzahl der Patienten ergaben sich aus Doppelnennungen, s. 3.1). Die am häufigsten betroffenen Altersgruppen bei allen Patienten waren die Altersgruppe der 50 - 65 Jahre alten Patienten mit 28,7 % aller drei Diagnosen und die Altersgruppe von 66 - 80 Jahren mit 42,6 % (s. Datenband I, Tab. 3b). Bei der Diagnose Angina pectoris waren Männer von 66 - 80 Jahren mit 34,4 % am stärksten vertreten, die Altersgruppe von 50 - 65 Jahre in ähnlicher Weise mit 34,3%. Bei den Frauen war die Altersgruppe von 66 - 80 Jahren mit 47,1 % weitaus stärker vertreten. Die zweitgrößte Altersgruppe waren die über 80jährigen mit 23 %. Bei Herzinfarktverdacht lag das Verhältnis der Altersgruppen ähnlich (66 - 80 Jahre 42,3 %, 50 - 65 Jahre 34,1 %). Bei den Frauen war die Gruppe der 66 - 80 jährigen mit 53,3 % und die über 80jährigen mit 22,9 % am stärksten vertreten. Bei der Diagnose Herzinfarkt lag die größte Altersgruppe der Männer bei den 50 - 65jährigen bei 38,8 %. Die zweitgrößte Gruppe waren die 66 - 80jährigen mit 34,6 %. Bei dieser Altersgruppe fanden sich auch 51,5 % aller Frauen mit der Diagnose Herzinfarkt, 21,7 % in der Altersgruppe der über 80jährigen. Die Geschlechts- und Altersverteilung war statistisch signifikant inhomogen für alle Diagnosen (Kruskal-Wallis-Test $p < 0{,}0001$).

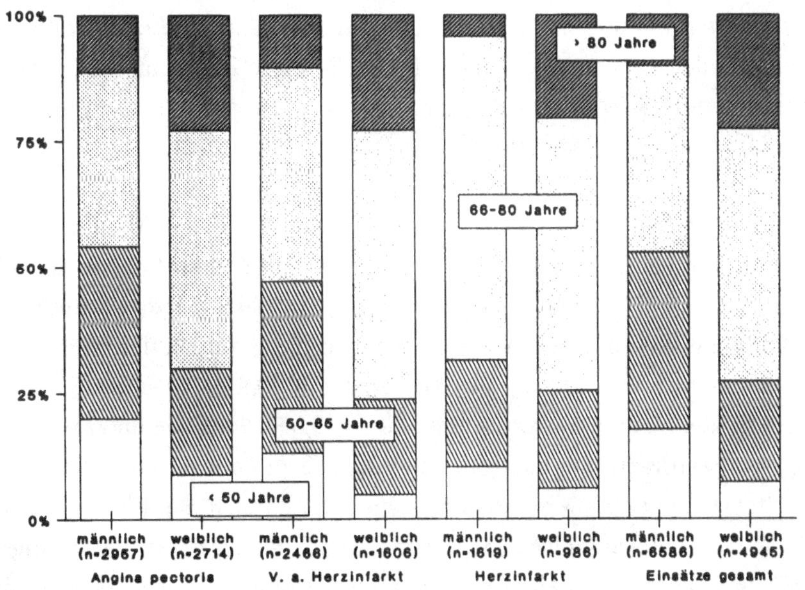

Bild 4 Alters- und Geschlechtsverteilung bei 11 531 Patienten mit ischämischer Herzerkrankung (Summenunterschiede infolge Doppelnennungen).

Insgesamt waren bei allen untersuchten Diagnosen die Frauen mit 42,9 % in der Minderzahl und im Durchschnitt 7,6 Jahre älter als die Männer. Bei Angina pectoris betrug ihr Anteil an den Diagnosen 47,9 %, der Altersunterschied 7,5 Jahre. Bei Verdacht auf Herzinfarkt betrug der Anteil der Frauen 39,4 % aller Diagnosen, der Altersunterschied lag bei 7,3 Jahren und für die Diagnose Herzinfarkt bei 9 Jahren. Bei dieser Diagnose betrug der Frauenanteil 37,8 %.

3.1.3 Alarmierung

Die Alarmierung zu den untersuchten Patienten geschieht nach dem unter 1.1.3 beschriebenen Alarmierungskatalog der Berliner Feuerwehr. Mit wenigen Ausnahmen erfolgte die Alarmierung unter den Stichworten "heftiger Brustschmerz", "Atemnot", "Plötzliche Bewußtlosigkeit" und "Notverlegung" (s. Datenband I, Tab. 4a-d). Insgesamt wurde in 70,3 % der Fälle am häufigsten unter dem Stichwort "heftiger Brustschmerz" alarmiert, am häufigsten in 74,2 % zu unter 50 Jahre alten Frauen, am seltensten in 66,5 % zu über 80 Jahre alten Männern. Bei Angina pectoris wurde in 79 % der Fälle unter dem Stichwort "heftiger Brustschmerz" alarmiert, am häufigsten mit 81,3 % zu unter 50 Jahre alten Männern, am seltensten mit 77,8 % zu 66 - 80 Jahre alten Männern. Bei Herzinfarktverdacht wurde in 63,1 % der Fälle unter dem Stichwort "heftiger Brustschmerz" alarmiert, am häufigsten mit 80,8 % zu unter 50 Jahre alten Frauen, am seltensten mit 60,5 % zu 66 - 80 Jahre alten Männern. Bei Herzinfarkt wurde in 66,5 % der Fälle unter dem Stichwort "heftiger Brustschmerz" alarmiert, am häufigsten mit 73 % zu 66 - 80 Jahre alten Frauen, am seltensten mit 61,3 % zu unter 50 Jahre alten Männern.

In 16,7 % wurde insgesamt am zweithäufigsten unter dem Stichwort "Atemnot" alarmiert, am häufigsten in 22,4 % zu unter 80 Jahre alten Frauen, am seltensten in 9,6 % zu unter 50 Jahre alten Männern. Bei Angina pectoris wurde in 15,9 % der Fälle unter dem Stichwort "Atemnot" alarmiert, am häufigsten mit 21,8 % zu über 80 Jahre alten Frauen, am seltensten mit 10,9 % zu unter 50 Jahre alten Männern. Bei Herzinfarktverdacht wurde in 19,6 % der Fälle unter dem Stichwort "Atemnot" alarmiert, am häufigsten mit 26,2 % zu über 80 Jahre alten Männern, am seltensten mit 10,3 % zu unter 50 Jahre alten Frauen. Bei Herzinfarkt wurde in 12,5 % der Fälle unter dem Stichwort "Atemnot" alarmiert, am häufigsten mit 16,8% zu über 80 Jahre alten Frauen, am seltensten mit 5,6 % zu unter 50 Jahre alten Männern.

Mit 9 % am dritthäufigsten wurde unter dem Stichwort "plötzliche Bewußtlosigkeit" alarmiert, am häufigsten in 11,8 % zu über 80 Jahre alten Männern, am seltensten in 6,7 % zu unter 50 Jahre alten Frauen. Bei Angina pectoris wurde in 3,4 % der Fälle unter dem Stichwort "Plötzliche Bewußtlosigkeit" alarmiert, am häufigsten mit 5,4 % zu unter 50 Jahre alten Frauen, am seltensten mit 2,9 % zu 66 - 80 Jahre alten Frauen. Bei Herzinfarktverdacht wurde in 15,7 % der Fälle unter dem Stichwort "Plötzliche Bewußtlosigkeit" alarmiert, am häufigsten mit 18,2 % zu 66 - 80 Jahre alten Männern, am seltensten mit 7,7 % zu unter 50 Jahre alten Frauen. Bei Herzinfarkt wurde in 8,7 % der Fälle unter dem Stichwort "Plötzliche Bewußtlosigkeit" alarmiert, am häufigsten mit 14,2 % zu über 80 Jahre alten Männern, am seltensten mit 6,9 % zu 50 - 65 Jahre alten Frauen.

In 3,7 % der Fälle wurde das Stichwort "Notverlegung" gegeben. Hierbei handelt es sich meist um vital bedrohte Patienten, die sich bereits in Krankenhausbehandlung befanden und zu dringlichen Spezialuntersuchungen, wie Koronarangiographie, mit einem Notarztwagen verlegt werden müssen. In der Gesamtgruppe waren unter 50 Jahre alte Männer mit 9 % am stärksten vertreten, am seltensten über 80 Jahre alte Männer mit 0,7 %. Unter der Diagnose Angina pectoris wurden insgesamt 1,5 % Notverlegungen durchgeführt, am häufigsten mit 4,1 % unter 50 Jahre alte Männer. Über 80 Jahre alte Personen kamen hier nicht vor. Bei Herzinfarktverdacht kam es in 1,2 % zur Notverlegung, am häufigsten mit 2,8 % bei unter 50 Jahre alten Männern, am seltensten mit 0,5 % bei über 80 Jahre alten Frauen. Bei Herzinfarkt lag der Anteil der Notverlegungen mit 11,8 % unter allen Diagnosen am höchsten, hierunter spielten unter 50 Jahre alte Männer mit 23,4 % die größte Rolle, über 80 Jahre alte Männer mit 1,6 % die kleinste. Der Anteil anderer Alarmierungsstichworte ist mit insgesamt 0,3 % vernachlässigbar gering.

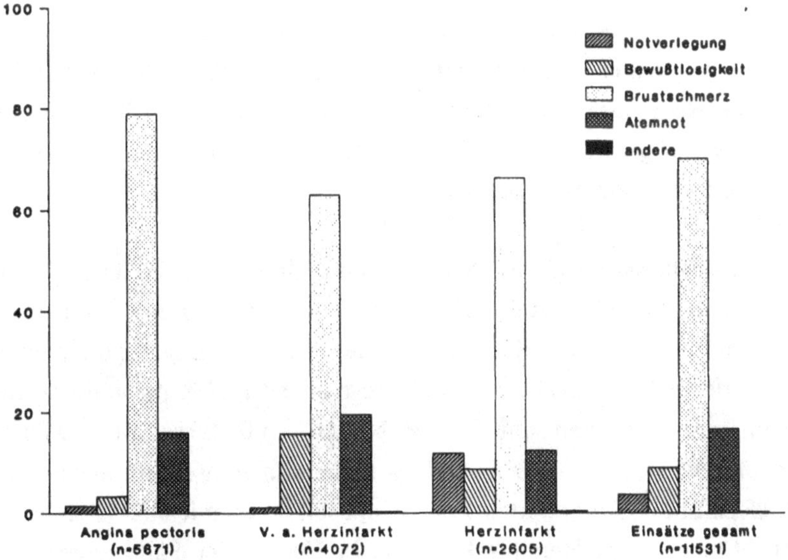

Bild 5 Alarmierungsstichworte bei 11 531 Patienten mit ischämischer Herzerkrankung in Prozent (Summenunterschiede infolge Doppelnennungen).

3.1.4 Alarmierung und weiterer Transport

Insgesamt erfolgte zu den 11 531 untersuchten Patienten in 83,7 % die Alarmierung von Rettungs- und Notarztwagen parallel (s. Datenband I, Tab. 5a-d, Unterschiede von Anzahl der Diagnosen und Anzahl der Patienten ergaben sich aus Doppelnennungen, s. 3.1). Es zeigten sich hier zunächst keine sehr deutlichen Unterschiede in den Altersgruppen. Bei der Diagnose Angina pectoris erfolgte diese Parallelalarmierung in 86,3 % aller Fälle häufiger mit 89,2 % zu 66 - 80 Jahre alten Männern, seltener mit 82,2 % zu unter 50 Jahre alten Frauen. Bei Herzinfarktverdacht wurden 84 % parallel alarmiert, am meisten in 86,1 % zu 66 - 80 Jahre alten Männern, seltener in 81,2 % zu über 80 Jahre alten Frauen. Bei Herzinfarkt wurde nur in 79,1 % der Fälle parallel alarmiert, am seltensten in 71,7% zu unter 50 Jahre alten Männern, mit 80,6 %, d.h. aber nur in 50 von 62 Fällen, relativ am häufigsten zu unter 50 Jahre alten Frauen.

Die Alarmierung des Notarztwagens ohne Rettungswagen lag insgesamt bei 5,2 % aller Diagnosen am häufigsten mit 8,3 % bei unter 50 Jahre alten Männern, am seltensten bei über 80 Jahre alten Männern. Bei Angina pectoris erfolgte die Einzelalarmierung in 3,7 % der Fälle mit 5,6 % zumeist zu unter 50 Jahre alten Männern, mit 2,7 % selten zu über 80 Jahre alten Personen. Bei Herzinfarktverdacht wurde in 3,6 % nur ein NAW alarmiert, am häufigsten in der Gruppe der unter 50 Jahre alten Frauen, am seltensten in der Gruppe der über 80 Jahre alten Männer. Deutlich mehr Einzelalarmierungen, 10,4 %, können bei der Diagnose Herzinfarkt festgestellt werden. Hierbei sind 66 - 80 Jahre alte Frauen mit 4,7 % sehr gering repräsentiert, während unter 50 Jahre alte Männer in 17,1 % der Fälle hierbei am häufigsten vertreten sind.

Eine Nachalarmierung des Notarztes war insgesamt in 11,1 % der Fälle erforderlich, am häufigsten mit 13 % bei über 80 Jahre alten Frauen, am seltensten mit 9,9 % bei 66 - 80 Jahre alten Männern. Bei Angina pectoris wurde in 10 % der Fälle nachalarmiert am häufigsten mit 13,7 % bei unter 50 Jahre alten Frauen, am seltensten mit 7,6 % bei 66 - 80 Jahre alten Männern. Bei Herzinfarktverdacht mußte in 12,4 % nachalarmiert werden, am häufigsten mit 15,2 % zu über 80 Jahre alten Frauen, am seltensten mit 11,2 % zu 66 - 80 Jahre alten Männern. Bei Herzinfarkt wurde in 10,6 % der Fälle nachalarmiert, am seltensten mit 7,3 % bei 50 - 65 Jahre alten Männern, am häufigsten mit 16,4 % bei über 80 Jahre alten Frauen.

Insgesamt wurden 60,6 % der Patienten in Begleitung des Notarztes in die Klinik gebracht (s. Datenband I, Tab. 6a-d), mit 66,8 % war die Gruppe der 50 - 65 Jahre alten Männer am häufigsten vertreten, mit 47,3 % die der unter 50 Jahre alten Frauen am seltensten. Bei Angina pectoris wurde in 36,3 % aller Fälle in notärztlicher Begleitung transportiert, am häufigsten bei 50 - 65 Jahre alten Männern, am seltensten bei über 80 Jahre alten Frauen. Bei Herzinfarktverdacht erfolgte in 78,9 % der Transport mit dem Notarztwagen, am häufigsten mit 84,2 % bei unter 50 Jahre alten Männern, am seltensten mit 71,2 % bei über 80 Jahre alten Männern. Bei Herzinfarkt erfolgte in 86,7 % ein NAW-Transport, am häufigsten in 89,8 % bei unter 50 Jahre alten Männern, am wenigsten häufig mit 81,8 % bei über 80 Jahre alten Frauen. Ein Transport im RTW mit Arztbegleitung wurde aufgrund dieser Untersuchung ab 01.07.1990 in die Einsatzdokumentation mit aufgenommen.

32,8 % aller Patienten wurden mit einem Rettungswagen in die Klinik geschickt. Dies betraf am seltensten mit 26,8 % 66 - 80 Jahre alte Männer, am häufigsten mit 48,7 % unter 50 Jahre alte Frauen. Bei Angina pectoris wurden 59,2 % mit dem Rettungswagen in die Klinik gebracht, die relativ größte Gruppe waren mit 66 % unter 50 Jahre alte Frauen, die relativ kleinste Gruppe waren mit 53,4 % 50 - 65 Jahre alte Männer. Unter der Diagnose Herzinfarktverdacht wurden 11,1 % der Transporte mit dem Rettungswagen in ein Krankenhaus gebracht, am häufigsten mit 15,8 % bei über 80 Jahre alten Frauen, am seltensten mit 9,3 % bei unter 50 Jahre alten Männern. Bei Herzinfarkt wurden 9,4 % der Transporte im Rettungswagen durchgeführt, eine Aussage über mögliche notärztliche Begleitung kann nicht gemacht werden. Am häufigsten war dies mit 16,1 % bei unter 50 Jahre alten Frauen, am seltensten mit 7 % bei 50 - 65 Jahre alten Männern.

Unter 6,6 % aller Patienten, die nicht in die Klinik transportiert wurden, waren über 80jährige Männer mit 10 % am relativ häufigsten vertreten, mit 5,1 % unter 50 Jahre alte Männer am wenigsten. Bei Angina pectoris wurde in 4,5 % kein Transport durchgeführt, am häufigsten mit 6,6 % bei über 80 Jahre alten Frauen, am seltensten mit 5 % bei unter 50 Jahre alten Frauen. Bei Herzinfarktverdacht wurde in 10 % der Fälle nicht transportiert, am häufigsten mit 15,4 % bei über 80 Jahre alten Männern, am seltensten mit 2,6 % bei unter 50 Jahre alten Frauen. Bei Herzinfarkt wurde zu 3,9 % nicht transportiert, dies betraf am häufigsten die Gruppe der über 80 Jahre alten Männer, am seltensten die Gruppe der unter 50 Jahre alten Frauen; hier wurde nur in einem Fall nicht transportiert (1,6 %).

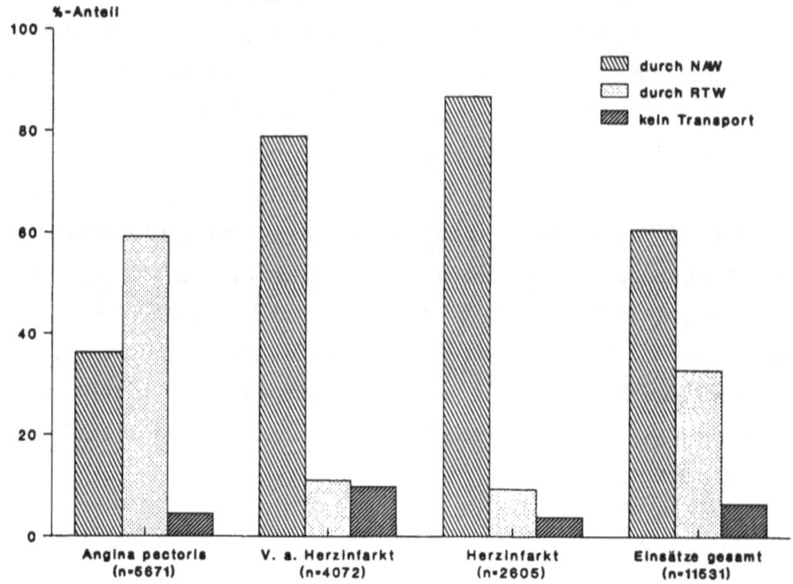

Bild 6 Weiterer Transport bei 11 531 Patienten mit ischämischer Herzerkrankung (Summenunterschiede infolge Doppelnennungen).

3.1.5 Zeitliche Schwankungen der Alarmierung und des Symptombeginns

Aus der Einsatzdokumentation war es möglich, detaillierte Angaben über Datum und Uhrzeit der Alarmierung zu 11 531 Patienten mit ischämischer Herzerkrankung zu erhalten. Darüberhinaus wurden in 7 822 Fällen (68 %) vom Notarzt der genaue Zeitpunkt des Symptombeginns in Klarschrift festgehalten, so daß das Datum und die Uhrzeit des Symptombeginns errechnet werden konnten. Es ist auch das Ziel, Aussagen über die Zeitdifferenz zwischen Symptombeginn und Alarmierungszeitpunkt, d. h. über die Patientenentscheidungszeit oder die patientenbezogene Alarmverzögerung, zu treffen. Da für Monat, Tag und Stunde des Symptombeginns eine unterschiedliche Zahl von Angaben vorlagen und in einem erheblichen Prozentsatz (32 %) fehlten, mußten die zeitlichen Schwankungen sowohl für den Zeitpunkt der Alarmierung als auch für den Zeitpunkt des Symptombeginns getrennt berücksichtigt werden.

3.1.5.1 Monatliche Schwankungen der Alarmierung und des Symptombeginns

Bei jedem Alarm wurde diagnosen- und altersgruppenbezogen der Monat der Alarmierung festgestellt, die absolute Anzahl pro Monat errechnet und der prozentuale Anteil an der jeweiligen Gesamtzahl ermittelt (s. Datenband I, Tab.7a1-d2). Dann wurde die Anzahl der Einsätze pro Tag je Monat errechnet, um sie mit einem erwarteten Jahresmittelwert vergleichen zu können.

Wenn 11 531 Alarmierungen zu Patienten mit ischämischer Herzerkrankung über die Monate gleich verteilt wären, müßten pro Monat 961 Alarmierungen oder (1/12) 8,33 % aller Einsätze zu erwarten sein (Unterschiede von Anzahl der Diagnosen und Anzahl der Patienten ergaben sich aus Doppelnennungen, s. 3.1). Da die Monate aber eine unterschiedliche Anzahl von Tagen enthalten, mußte für jeden Monat die Tagesabweichung vom erwarteten Tagesmittel (11 531 / 365 = 31,6 Einsätze oder 0,274 % errechnet werden. Hierbei konnte eine Annäherung an den Erwartungswert nur für die Gesamteinsätze im Juni und September gefunden werden. Die Gesamtalarmierungen lagen in den ersten vier Monaten des Jahres deutlich über dem erwarteten Wert und fielen im weiteren Jahresverlauf bis zum Juli ab, um ab Oktober wieder deutlich über dem erwarteten Wert zu liegen.

Bei 5 671 Diagnosen Angina pectoris sollten bei Gleichverteilung 15,5 Alarmierungen pro Monat und Tag (1/365) erfolgt sein. Eine Annäherung konnte nur für den Monat April festgestellt werden. Die Häufigkeit der Alarmierungen zu diesem Stichwort lag von Oktober bis März über der erwarteten Zahl und erreichte ein Minimum im Juli.

Bei 4 072 Diagnosen Herzinfarktverdacht müßten bei Gleichverteilung 11,2 Alarmierungen pro Monat und Tag (1/365) erfolgen. Eine Annäherung konnte nur für die Monate März und Dezember festgestellt werden. Die Alarmierungszahlen zu diesem Stichwort zeigten ebenfalls ein Minimum im Juli, wiesen allerdings Zahlen über dem Erwartungswert im August auf. Tendenziell zeichnet sich auch hier ein sommerliches saisonales Tief der Alarmierungszahl ab.

Bei 2 605 Diagnosen Herzinfarkt müßten bei Gleichverteilung 7,1 Alarmierungen pro Monat und Tag (1/365) erfolgen. Eine Annäherung war nur für den Monat März feststellbar. Hier zeigten sich deutliche Schwankungen mit Maximum der Alarmierung in den ersten Monaten des Jahres und saisonalem Tiefststand im Juli.

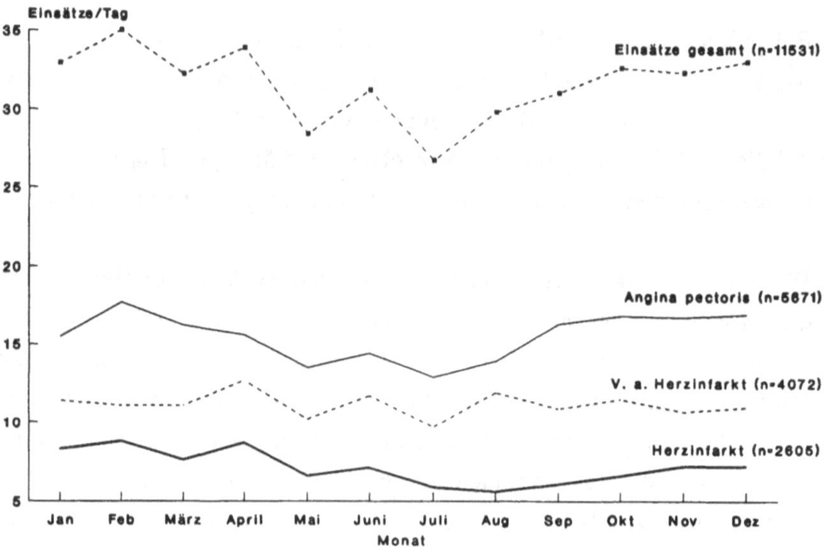

Bild 7 Diagnosenbezogene Jahresgänge aller Einsätze pro Monat bei 11 531 Patienten mit ischämischer Herzerkrankung (Summenunterschiede infolge Doppelnennungen).

Für jeden bekannt gewordenen Symptombeginn wurde in gleicher Weise diagnosen- und altersgruppenbezogen der Monat der Alarmierung festgestellt, die Absolutzahl pro Monat errechnet und der prozentuale Anteil an der jeweiligen Gesamtzahl ermittelt (s. Datenband I, Tab.10a1-d2). Dann wurde die Anzahl der Einsätze pro Tag je Monat errechnet, um sie mit einem erwarteten Jahresmittelwert vergleichen zu können.

Wenn die 7 822 Angaben zum Symptombeginn gleich verteilt wären, so müßten in jedem Monat pro Tag 21,4 derartige Ereignisse aufgetreten sein oder 0,274 % (Unterschiede von Anzahl der Diagnosen und Anzahl der Patienten ergaben sich aus Doppelnennungen, s. 3.1). Die Prüfung auf Gleichverteilung mit dem Chi-Quadrat-Anpassungstest ergab keine Gleichverteilung ($p < 0{,}001$), eine Annäherung war nur für den Monat Juni feststellbar. Das Einsetzen der Symptome zeigte insgesamt eine Häufung im Herbst und im Winter und erreichte in den Sommermonaten im Juli den tiefsten Stand.

Der Symptombeginn wurde bei 3 687 Diagnosen Angina pectoris ermittelt. Bei erwarteter Gleichverteilung müßte in 10,1 Fällen pro Tag der Symptombeginn in jedem einzelnen Monat erwartet werden. Eine Gleichverteilung konnte auch hier nicht festgestellt werden (p <0,001). Nur für die Monate April und September näherten sich die Werte den erwarteten an. Zwischen diesen Monaten erreichte das Auftreten der Symptome bei Angina pectoris seinen saisonalen Tiefstand; in den Monaten Januar bis März und am Jahresende wurde der Symptombeginn gehäuft beobachtet.

Bei 2 874 Diagnosen Herzinfarktverdacht müßten im Falle der Gleichverteilung 7,9mal pro Tag im Monat die Symptome eingesetzt haben. Auch in diesem Falle wurde auf Gleichverteilung getestet; eine Gleichverteilung konnte ermittelt werden (p >0,05). Eine saisonale Abhängigkeit kommt hier tendenziell aber ebenfalls mit winterlichem Hoch und sommerlichem Tief zum Ausdruck.

Bei 1 813 Diagnosen Herzinfarkt müßte der Symptombeginn bei Gleichverteilung in jedem Monat täglich in 5 Fällen erwartet werden. Eine Gleichverteilung konnte statistisch jedoch nicht ermittelt werden (p <0,001). Mit Betonung der Monate Januar bis April lag der Symptomauftritt winterlich betont, um im weiteren Verlauf des Jahres von Juli bis September unter den erwarteten Zahlen zu liegen; im Herbst war dann wieder ein Anstieg zu verzeichnen.

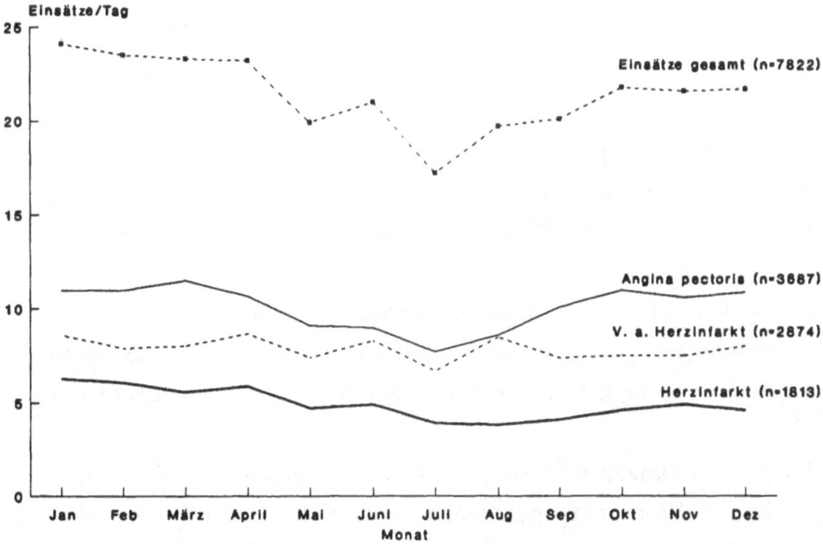

Bild 8 Diagnosenbezogene Jahresgänge des Symptombeginns bei 7 822 Einsätzen zu ischämischen Herzerkrankungen (Summenunterschiede infolge Doppelnennungen).

Mit Betonung bei der Diagnose Herzinfarkt und Angina pectoris zeigten alle Diagnosen und der Monatsverlauf der Gesamtklientel ein Maximum der Alarmierungen und des Symptombeginns in den Wintermonaten und ein Tief in den Sommermonaten. Insgesamt wurde ein hohes Signifikanzniveau für eine nicht gleiche Verteilung ermittelt.

3.1.5.2 Schwankungen der Alarmierung und des Symptombeginns in der Woche

Neben dem Monat wurden bei jedem Alarm diagnosen- und altersgruppenbezogen der Tag der Alarmierung festgestellt, die Absolutzahl pro Woche errechnet und der prozentuale Anteil an der jeweiligen Gesamtzahl ermittelt (s. Datenband I, Tab.8a-d).

Wären alle 11 531 Alarmierungen der Jahre 1986 - 88 über die Wochentage gleich verteilt, müßten auf jeden der sieben Tage in der Woche 1 674 Alarmierungen oder (1/7) 14,29 % aller Einsätze zu erwarten sein (Unterschiede von Anzahl der Diagnosen und Anzahl der Patienten ergaben sich aus Doppelnennungen, s. 3.1). Eine Annäherung an den Erwartungswert konnte für den Donnerstag gefunden werden. Am Sonntag und am Montag lagen die Gesamtalarmierungen deutlich über dem erwarteten Wert und wiesen am Dienstag und Sonnabend ihren tiefsten Stand auf.

Bei 5 671 Diagnosen Angina pectoris sollten bei Gleichverteilung 810 Alarmierungen pro Wochentag (1/7) erfolgt sein. Die Häufigkeit der Alarmierungen war am Sonntag und Montag zu dieser Diagnose am höchsten.

Bei 4 072 Diagnosen Herzinfarktverdacht müßten bei Gleichverteilung 582 Alarmierungen pro Tag nachzuweisen sein. Auch für dieses Stichwort war die Alarmierungsfrequenz an Sonntagen und Montagen über dem erwarteten Wert.

372 Alarmierungen müßten bei Gleichverteilung der 2 605 Herzinfarktdiagnosen an jedem Wochentag geschehen sein. Eine Häufung war für den Montag feststellbar, und nahm bis Mittwoch ab. Hervorzuheben ist die relative Seltenheit der Alarmierungen zu dem Stichwort Herzinfarkt am Sonntag im Gegensatz zu allen anderen Diagnosen.

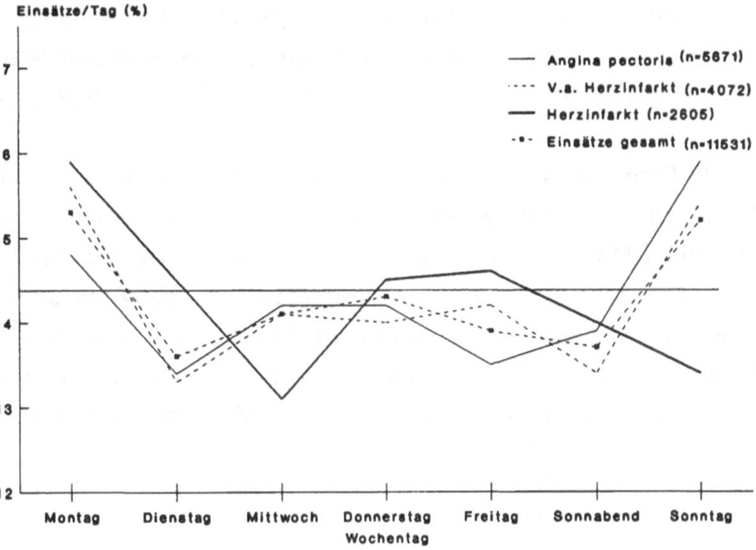

Bild 9 Diagnosenbezogene Wochengänge aller Einsätze pro Wochentag bei 11 531 Patienten mit ischämischer Herzerkrankung (Summenunterschiede infolge Doppelnennungen).

Bei bekannt gewordenem Symptombeginn wurden in gleicher Weise diagnosen- und altersgruppenbezogen der Monat der Alarmierung festgestellt, die Absolutzahl pro Monat errechnet und der prozentuale Anteil an der jeweiligen Gesamtzahl ermittelt (s. Datenband I, Tab.11a-d). Wenn 8 722 Angaben zum Symptombeginn gleich verteilt gewesen wären, so müßten an jedem Wochentag 1 117 derartige Ereignisse aufgetreten sein oder 14,29 %. Die Prüfung auf Gleichverteilung mit dem Chi-Quadrat-Anpassungstest ergab keine Gleichverteilung ($p<0{,}01$), eine Annäherung war für den Sonnabend feststellbar. Das Einsetzen der Symptome zeigte insgesamt eine Häufung am Sonntag und Montag, fiel am Dienstag auf einen Tiefstand ab, um im Verlauf der Woche wieder langsam anzusteigen.

Der Symptombeginn wurde bei 3 687 Diagnosen Angina pectoris ermittelt. Bei erwarteter Gleichverteilung hätte der Symptombeginn an jedem Wochentag 527mal erfolgt sein müssen. Eine Gleichverteilung war nicht auszuschließen ($p > 0{,}05$). Am Sonntag und am Montag war der Symptombeginn am häufigsten erfolgt, erreichte am Dienstag einen Tiefstand und stieg im Verlauf der Woche wieder langsam an.

Bei 2 874 Patienten mit der Diagnose Herzinfarktverdacht müßten im Falle der Gleichverteilung 411mal die Symptome an jedem Wochentag eingesetzt haben. Bei Testung auf Gleichverteilung mit dem Chi-Quadrat-Anpassungstest wurde auf niedrigem Signifikanzniveau eher keine Gleichverteilung gefunden (p <0,05).

Bei 1 813 Diagnosen Herzinfarkt müßte der Symptombeginn an jedem Tag in 259 Fällen eingesetzt haben. Gleichverteilung konnte statistisch nicht ausgeschlossen werden (p >0,05), eine Annäherung an den erwarteten Wert fand sich am Montag und am Dienstag. Bei dieser Diagnose waren am Mittwoch und am Freitag weniger Alarmierungen zu verzeichnen als erwartet, am Mittwoch waren es etwas mehr als erwartet, der Gipfel lag eindeutig am Sonnabend, der Sonntagsgipfel der anderen Diagnosen bei ischämischer Herzerkrankung konnte hier nicht gefunden werden.

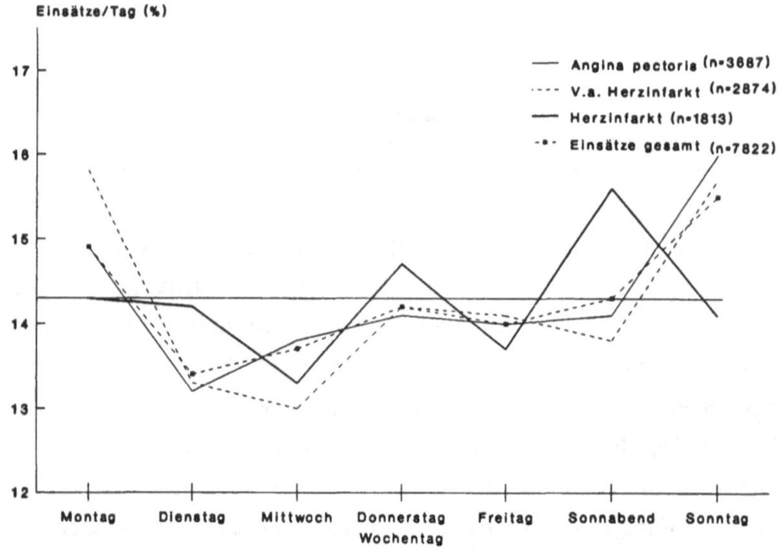

Bild 10 Diagnosenbezogene Wochengänge des Symptombeginns bei 7 822 Einsätzen zu ischämischen Herzerkrankungen (Summenunterschiede infolge Doppelnennungen).

Mit Ausnahme der Diagnose Herzinfarkt zeigten alle Diagnosen im Verlauf der Wochentage ein deutliches Maximum der Alarmierungen und des Symptombeginns am Sonntag und am Montag, ein Tief am Dienstag und einen langsamen Anstieg im weiteren Verlauf der Woche. Bei der Diagnose Herzinfarkt fanden sich der Gipfel des Symptomauftrittes am Sonnabend, der Tiefpunkt am Mittwoch, der Gipfel der Alarmierungen am Montag, der Tiefpunkt am Mittwoch und Sonnabend.

3.1.5.3 Circadiane Schwankungen der Alarmierung und des Symptombeginns

Bei jedem Alarm wurden diagnosen- und altersgruppenbezogen die Stunde der Alarmierung festgestellt, die Absolutzahl der Einsätze pro Stunde errechnet und der prozentuale Anteil an der jeweiligen Gesamtzahl ermittelt (s. Datenband I, Tab.9a-d) und auf Gleichverteilung mit dem Chi-Quadrat-Anpassungstest geprüft.

Unter den 11 531 untersuchten Alarmierungen hätten bei Gleichverteilung (1/24) oder 4,16 % aller Einsätze, das sind 480 Einsätze, pro Stunde auftreten müssen (Unterschiede von Anzahl der Diagnosen und Anzahl der Patienten ergaben sich aus Doppelnennungen, s. 3.1). In den Morgenstunden fand sich ab 6 Uhr ein steiler Anstieg der gesamten Alarmierungen bis 10 Uhr, um dann langsam bis 15 Uhr unter den erwarteten Wert bei Gleichverteilung abzufallen; ein Tiefpunkt wurde in den frühen Morgenstunden zwischen 1 Uhr und 5 Uhr erreicht.

Bei den 5 671 Diagnosen Angina pectoris sollten bei Gleichverteilung in jeder Stunde 236 Alarmierungen (4,16 %) erfolgt sein. Die Häufigkeit der Alarmierungen zeigte ebenfalls einen steilen Anstieg in den frühen Morgenstunden, fiel aber bereits ab 13 Uhr unter den erwarteten Wert ab, erreichte um 15 Uhr ein erstes Minimum und zeigte einen erneuten Gipfel zwischen 19 und 22 Uhr. Bis 5 Uhr morgens fiel die Einsatzhäufigkeit weiter ab.

Bei 4 072 Diagnosen Herzinfarktverdacht hätten pro Stunde 168 Alarmierungen erwartet werden müssen. Der zeitliche Verlauf zeigte ein Gipfel um 8 Uhr morgens nach steilem Anstieg und einen Abfall bis auf ein erstes Minimum um 15 Uhr. Nach einer angedeuteten abendlichen Frequenzzunahme kam es dann im Verlaufe der Nacht zu einem weiteren Abfall, ein Minimum fand sich bei 5 Uhr morgens.

Bei 2 605 Diagnosen Herzinfarkt wären 108 Alarmierungen pro Stunde zu erwarten. Die circadianen Veränderungen waren bei der Diagnose Herzinfarkt am stärksten ausgeprägt. Nach steilem Anstieg in den frühen Morgenstunden kam es zu einem Gipfel der Alarmierungen um 10 Uhr morgens und einem Abfall bis 14 Uhr auf die Größenordnung des erwarteten Wertes. Ab 17 Uhr fiel die Alarmierungsfrequenz wieder ab, um nach einer leichten Zunahme bis 22 Uhr einem Tiefpunkt um 5 Uhr morgens zuzustreben.

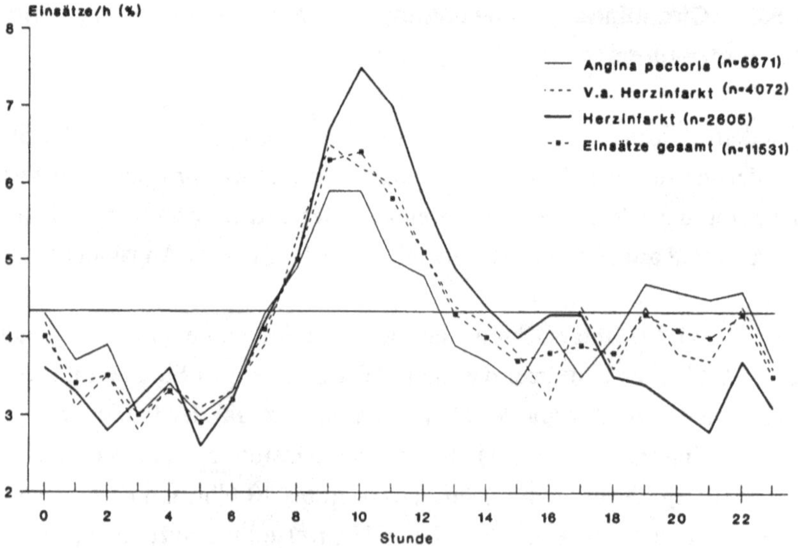

Bild 11 Diagnosenbezogene Tagesgänge aller Einsätze pro Stunde bei 11 531 Patienten mit ischämischer Herzerkrankung (Summenunterschiede infolge Doppelnennungen).

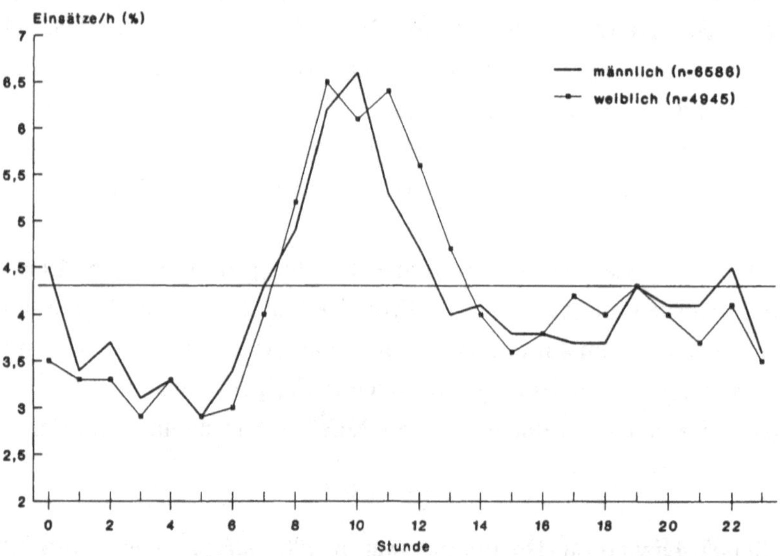

Bild 12 Geschlechtsabhängige Tagesgänge aller Einsätze pro Stunde bei 11 531 Patienten mit ischämischer Herzerkrankung.

Bei geschlechtsabhängiger Untersuchung des Alarmierungszeitpunktes fanden sich nur geringe Unterschiede. Bei Männern fiel der morgendliche Gipfel etwa eine Stunde früher auf den erwarteten Wert bei Gleichverteilung ab als bei Frauen.

Bei altersabhängiger Untersuchung fand sich eine sehr ähnliche Abweichung vom erwarteten Wert bei Gleichverteilung. Der zeitliche Gipfel wurde bei 66 - 80 Jahre alten Patienten bereits um 9 Uhr erreicht, bei den 65 Jahre alten und jüngeren Patienten um 10 Uhr und bei den über 80jährigen um 11 Uhr.

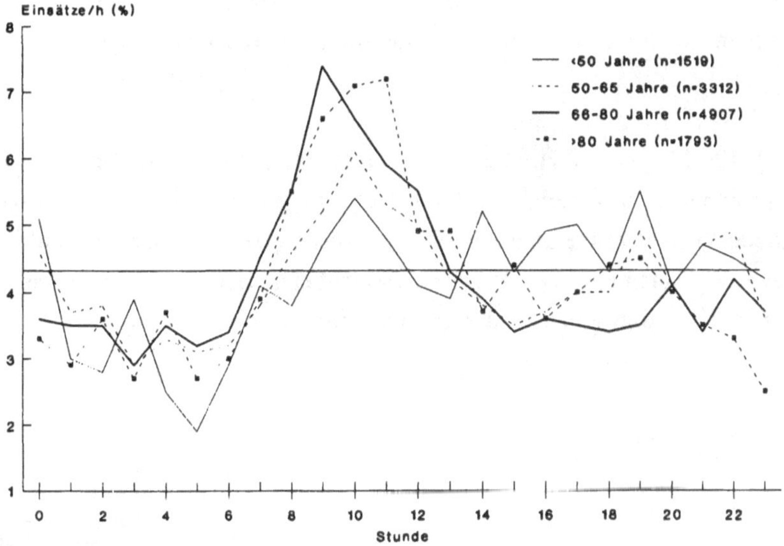

Bild 13 Altersabhängige Tagesgänge aller Einsätze pro Stunde bei 11 531 Patienten mit ischämischer Herzerkrankung.

Diagnosen- und altersgruppenbezogen wurden die Stunde des Symptombeginns festgestellt, die Absolutzahl des Symptombeginns für jede Stunde errechnet und der relative Anteil an der jeweiligen Gesamtzahl ermittelt. (s. Datenband I, Tab.12a-d) und auf Gleichverteilung mit dem Chi-Quadrat-Anpassungstest geprüft.

Unter den 7 221 untersuchten Alarmierungen, bei denen der Symptombeginn bekannt war, hätten bei Gleichverteilung (1/24), das sind 4,16 % aller Einsätze pro Stunde, auftreten müssen. Eine Gleichverteilung, d. h. 301maliger Symptombeginn in jeder Stunde, war nicht gegeben ($p < 0{,}001$). In den Morgenstunden fand sich ein steiler Anstieg des Symptombeginns bereits ab 5 Uhr mit einem Gipfel um 9 Uhr. Der erwartete Wert bei Gleichverteilung wurde dann schon um 12 Uhr unterschritten, nach einem Minimum um 16 Uhr kam es zu einem erneuten Anstieg bis in die späten Abendstunden. Das absolute Minimum wurde um 4 Uhr in den frühen Morgenstunden erreicht. Bei 3 313 Diagnosen

Angina pectoris war bei Gleichverteilung das Einsetzen von Symptomen in jeder Stunde 138mal zu erwarten (4,16 %). Gleichverteilung konnte hier aber nicht festgestellt werden (p <0,001). Die Häufigkeit des Symptombeginns bei Angina pectoris nahm ebenfalls ab 5 Uhr morgens stark zu und erreichte den Gipfel um 9 Uhr. Bereits vor 12 Uhr wurde der erwartete Wert bei Gleichverteilung bis 16 Uhr unterschritten, um dann einen zweiten Gipfel zwischen 19 Uhr und 23 Uhr zu erreichen. Bis 5 Uhr morgens fiel dann die Frequenz des Symptombeginns weiter ab.

Bei 2 718 Diagnosen Herzinfarktverdacht könnte man pro Stunde 113maligen Symptombeginn erwarten, eine Gleichverteilung zeigte sich nicht (p <0,001). Der zeitliche Verlauf zeigte einen deutlichen Anstieg ab 5 Uhr und erreichte um 8 Uhr bereits sein Maximum. Der Erwartungswert bei Gleichverteilung wurde bis 12 Uhr unterschritten und auch an dieser Stelle fand sich ein angedeuteter abendlicher Gipfel.

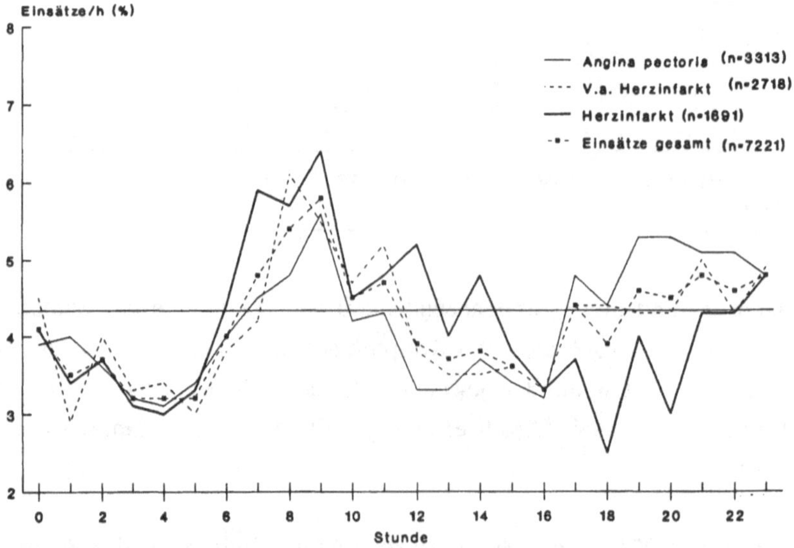

Bild 14 Diagnosenbezogene Tagesgänge des Symptombeginns bei 7 221 Einsätzen zu ischämischen Herzerkrankungen (Summenunterschiede infolge Doppelnennungen).

Der Symptombeginn konnte bei 1 691 Diagnosen Herzinfarkt festgestellt werden. Bei Gleichverteilung hätte man 70maligen Symptombeginn in jeder Stunde erwartet. Gleichverteilung konnte nicht ermittelt werden (p <0,001). Im zeitlichen Verlauf fand sich auch hier ein steiler Anstieg des Symptomeinsatzes ab 5 Uhr, der

Gipfel wurde um 9 Uhr erreicht. Bei weiter abnehmender Frequenz bis 18 Uhr kam es dann um 23 Uhr noch einmal zu einer leichten Zunahme des Symptomeinsatzes.

Bei geschlechtsabhängiger Untersuchung des Symptombeginns fanden sich keine deutlichen Unterschiede, wenngleich der zweite abendliche Gipfel bei Männern etwas ausgeprägter wirkt. Beide Tagesgänge waren nicht gleich verteilt, (p<0,001).

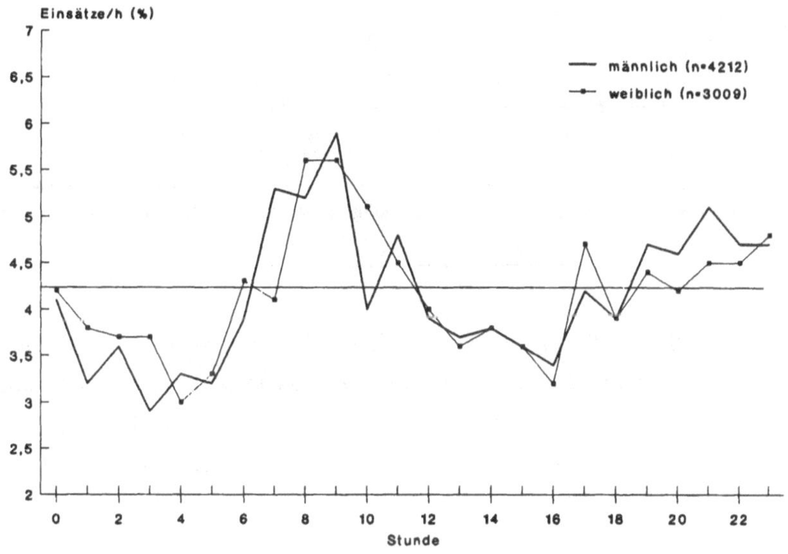

Bild 15 Geschlechtsabhängige Tagesgänge des Symptombeginns bei 7 221 Einsätzen zu ischämischen Herzerkrankungen.

Bei altersabhängiger Untersuchung fand sich eine ähnliche Abweichung vom erwarteten Wert bei Gleichverteilung, bei unter 50 Jahre alten Personen kam es jedoch zu einem zweiten nachmittäglichen Gipfel des Symptomauftrittes zwischen 13 Uhr und 17 Uhr, während 66 - 80 Jahre alte Patienten den zweiten Gipfel zwischen 19 Uhr und 22 Uhr aufwiesen (alle Altersgruppen ungleich verteilt p<0,001).

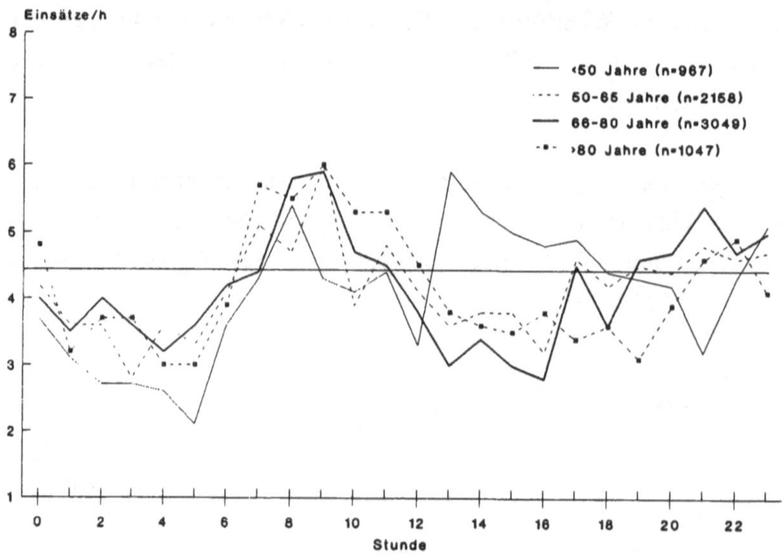

Bild 16 Altersabhängige Tagesgänge des Symptombeginns bei 7 221 Einsätzen zu ischämischen Herzerkrankungen.

Es zeigten sich bei allen Diagnosen ähnliche charakteristische circadiane Verläufe des Symptombeginns. Bei der Diagnose Herzinfarkt und den unter 50 Jahre alten Patienten fand sich ein zweiter nachmittäglicher Gipfel, welcher bei den anderen Diagnosen und bei den älteren Patienten in die Abendstunden verschoben war.

3.1.5.4 Vergleich der Tagesgänge von Symptombeginn und Alarmierungsfrequenz

Beim Vergleich des Tagesganges von 11 531 Alarmierungen mit dem Tagesgang von 7 221 bekannten Zeiten des Symptomauftrittes zeigt sich ein steiler morgendlicher Anstieg des Symptombeginns ab 5 Uhr morgens, eine Stunde bevor die Alarmierungsfrequenz ebenso deutlich ansteigt. Der Gipfel der Alarmierungsfrequenz ist am Morgen hinter den Gipfel des Symptomauftrittes verschoben. Während sich beim Auftritt der Symptome ein zweiter abendlicher Gipfel zwischen 19 Uhr und 23 Uhr zeigt, folgt die Kurve der Alarmierungsfrequenz dem nicht deutlich. Am Morgen um 4 Uhr zeigen beide Kurven ein Minimum.

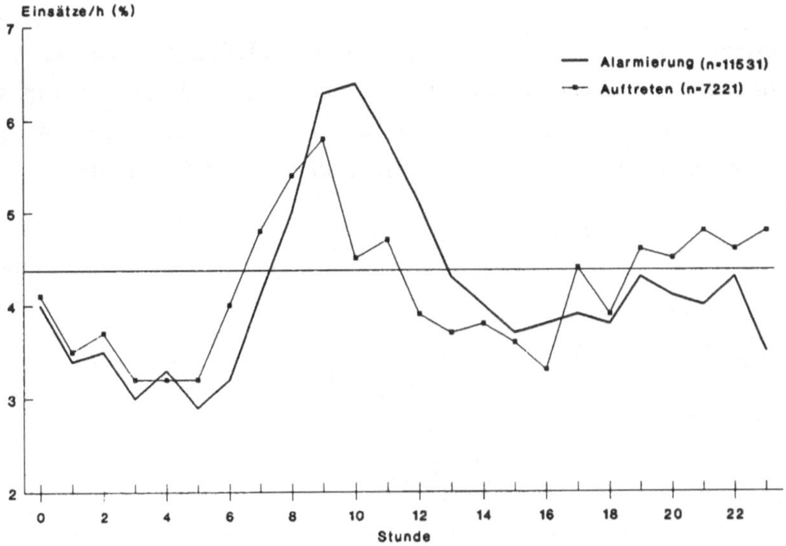

Bild 17 Circadianer Verlauf der Alarmierungsfrequenz bei 11 531 Patienten und des Symptomauftrittes bei 7 221 Einsätzen zu ischämischen Herzerkrankungen.

Bei Angina pectoris zeigt sich ein relativ flach ausgebildeter morgendlicher Gipfel, dem ein abendlicher Gipfel zwischen 19 Uhr und 23 Uhr folgt, in dieser Zeit ist auch der relative Anteil der Alarmierungen erhöht.

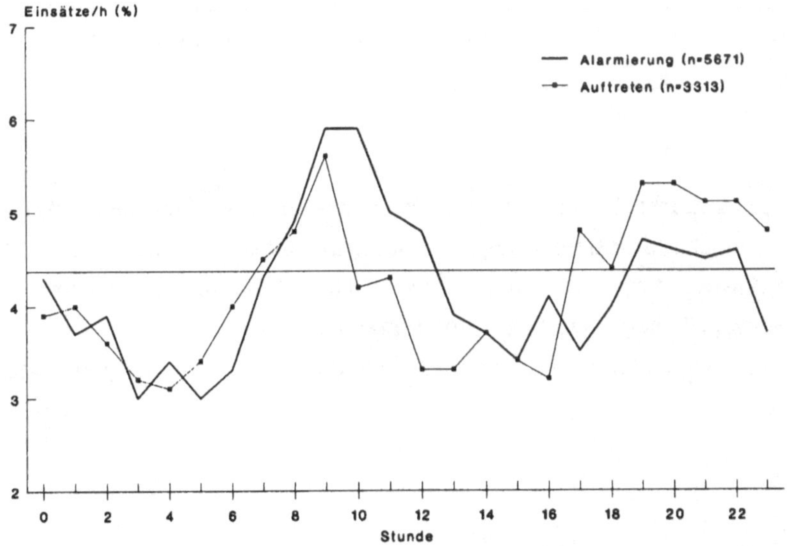

Bild 18 Circadianer Verlauf der Alarmierungsfrequenz bei 5 671 Diagnosen und des Symptomauftrittes bei 3 313 Diagnosen Angina pectoris.

Bei Herzinfarktverdacht ist der morgendliche Gipfel ausgeprägter als bei Angina pectoris, der abendliche Gipfel fällt aber geringer aus. Die Alarmierungsfrequenz folgt dem Auftreten der Symptome verspätet und zeigt keinen ausgeprägten abendlichen Gipfel. Beide erreichen ein Minimum um 4 Uhr morgens.

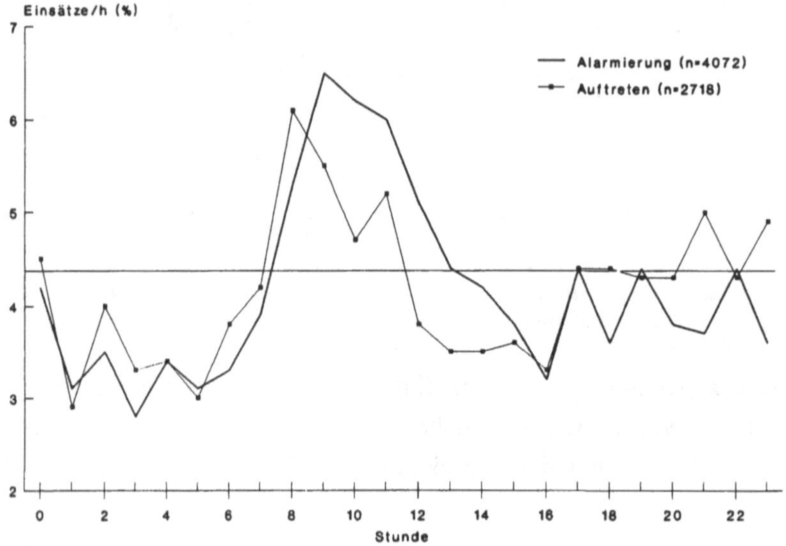

Bild 19 Circadianer Verlauf der Alarmierungsfrequenz bei 4 072 Diagnosen und des Symptomauftrittes bei 2 718 Diagnosen Herzinfarktverdacht.

Bei Herzinfarkt findet sich wie im nächsten Bild dargestellt, das deutliche morgendliche Maximum des Symptomauftritts mit steilem Anstieg eine Stunde vor dem Anstieg der Alarmierungsfrequenz. Das Maximum beider Kurven liegt wie phasenverschoben deutlich hintereinander; einem leichten Anstieg beim Symptombeginn kurz vor Mitternacht folgt die Alarmierungsfrequenz nur bedingt.

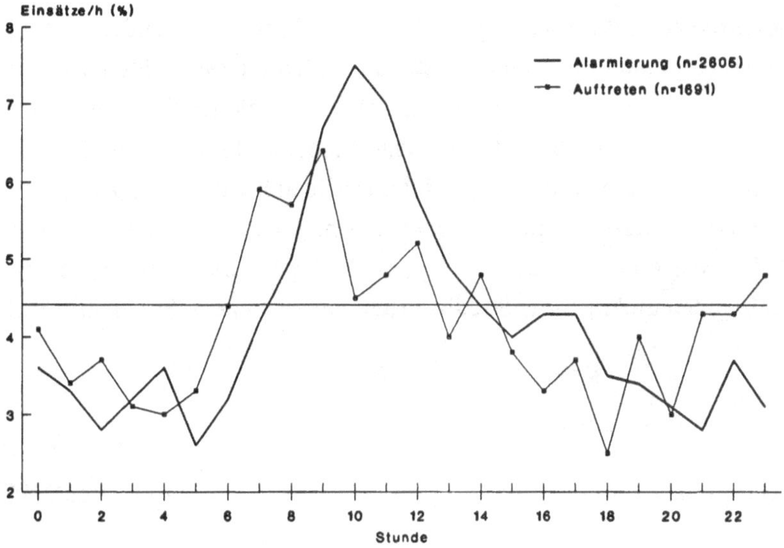

Bild 20 Circadianer Verlauf der Alarmierungsfrequenz bei 2 605 Diagnosen und des Symptomauftrittes bei 1 691 Diagnosen Herzinfarkt.

Circadiane Unterschiede des Tagesganges für die Alarmierungen und das Auftreten von Symptomen deuten auf erhebliche Alarmverzögerungen hin.

3.1.6 Alarmverzögerung der Patienten (Entscheidungszeit)

Aus der Differenz der Alarmierung und des Symptombeginns war es möglich, bei 7822 Patienten die Verzögerung der Alarmierung zu errechnen sowie geschlechts- und altersbezogen auszuwerten (s. Datenband I, Tab. 13a1-d2). Verzögerungen von über 48 Stunden wurden nicht mehr berücksichtigt (Unterschiede von Anzahl der Diagnosen und Anzahl der Patienten ergaben sich aus Doppelnennungen, s. 3.1).

Insgesamt alarmierten die Patienten die Feuerwehr im Durchschnitt 4,1 Stunden nach Schmerzbeginn, wobei Frauen mit 4,9 Stunden (Median bis 1,5 Stunden) deutlich länger warteten als Männer, die sich im Durchschnitt nach 3,5 Stunden (Median bis 1 Stunde) meldeten. Am schnellsten meldeten sich unter 50 Jahre alte Personen im Durchschnitt nach 2,9 Stunden (Median bis 0,9 Stunden). 50 - 65 Jahre alte Personen warteten 3,3 Stunden (Median bis 1 Stunde), wobei die Frauen im Mittel 0,9 Stunden länger warteten als Männer. Die 66 - 80 Jahre alten

Personen warteten im Mittel 4,7 Stunden (Median bis 1,5 Stunden). Auch hier dauerte die Alarmverzögerung der Frauen im Mittel 1,3 Stunden länger als die der Männer (Median Frauen bis 2 Stunden, Männer bis 1 Stunde). Am längsten wartete die Altersgruppe der über 80 Jahre alten Personen (Männer 4,3 Stunden, Median bis 1,5 Stunden, Frauen 5,6 Stunden, Median bis 2 Stunden). Mit zunehmendem Alter war auch die Inanspruchnahme des Notarztes in den späteren Zeitpunkten überproportional größer, was man an der Zeitdauer ablesen kann, in der 75 % der Patienten erreicht wurden. Er lag bei unter 50 Jahre alten Personen bei 2 Stunden und bei über 80 Jahre alten Personen bei 6 Stunden.

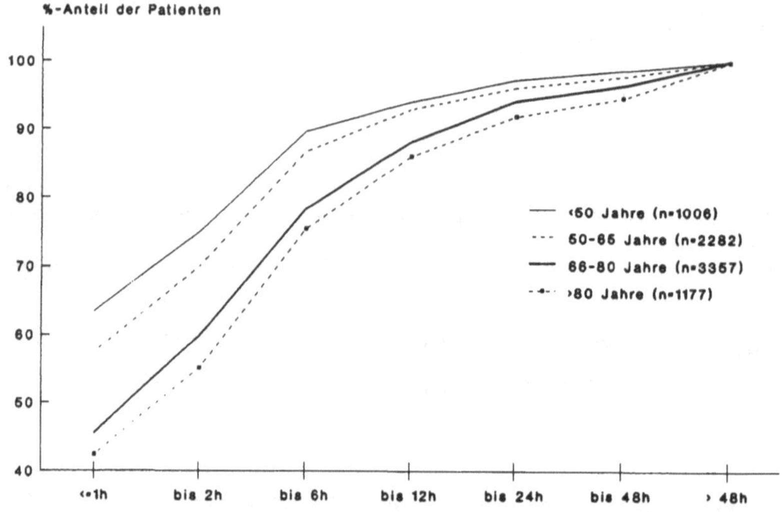

Bild 21 Altersabhängige Alarmverzögerung bei 7 822 Diagnosen zu Patienten mit ischämischer Herzerkrankung.

Bei 3 678 Diagnosen Angina pectoris war die Wartezeit im Mittel mit 4,6 Stunden (Median bis zu 1 Stunde) am längsten. Hierbei waren die Unterschiede ganz besonders groß. So warteten unter 50 Jahre alte Frauen mit 2,6 Stunden im Mittel noch am kürzesten (Median bis 0,8 Stunden), während ihre männlichen Altersgenossen im Mittel 3,5 Stunden (Median bis zu 1 Stunde) warteten. Mit zunehmendem Lebensalter nahm die Wartezeit bei Angina pectoris im Mittel immer mehr zu. 50 bis 65 Jahre alte Personen warteten 3,7 Stunden (Männer 3,5 Stunden, Frauen 4 Stunden, Median bis zu 1 Stunde). 66 - 80 Jahre alte männliche Personen warteten 4,8 Stunden, Frauen dieser Altersgruppe 6,1 Stunden (Median bis zu 2 Stunden). Über 80 Jahre alte Männer warteten im Mittel 4,5 Stunden (Median bis zu 1,8 Stunden), über 80 Jahre alte Frauen 5,8 Stunden (Median bis zu 2 Stunden).

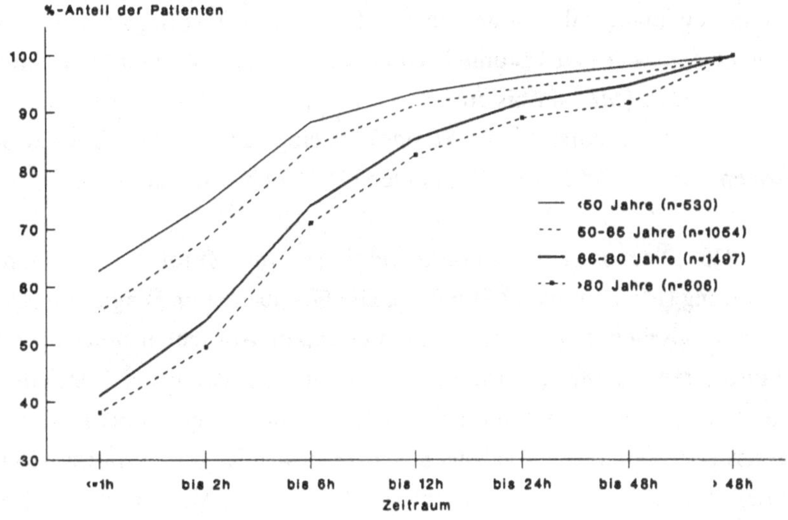

Bild 22 Altersabhängige Alarmverzögerung bei 3 687 Diagnosen Angina pectoris.

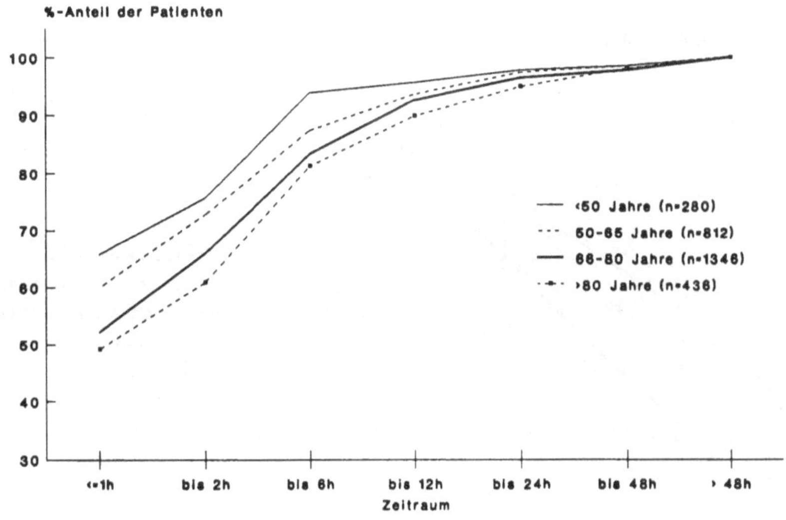

Bild 23 Altersabhängige Alarmverzögerung bei 2 874 Diagnosen Herzinfarktverdacht.

Bei 2 874 Diagnosen Verdacht auf Herzinfarkt war die Verzögerung der Alarmierung unter allen untersuchten Gruppen am geringsten. Sie betrug 3,5 Stunden (Median bis zu 1 Stunde). Unter 50 Jahre alte Männer warteten im Mittel nur 2,1 Stunden (Median bis zu 0,8 Stunden), während 66 - 80 Jahre alte Frauen mit 4,3 Stunden (Median bis 1,5 Stunde) am längsten warteten. Über 80 Jahre alte Personen warteten im Mittel 4,7 Stunden (Median bis zu 1 Stunde).

Bei 1 813 Diagnosen Herzinfarkt vergingen im Mittel 4,2 Stunden bis zur Alarmierung (Median bis 1,2 Stunden). Die Gruppe dieser Diagnosen lag mit ihrer Wartezeit zwischen den beiden anderen Gruppen. Am schnellsten wurde bei unter 50 Jahre alten Männern alarmiert (2,8 Stunden, Median bis 1 Stunde). Frauen dieser Altersgruppe warteten im Mittel 4,2 Stunden (Median bis 1 Stunde). In der Altersgruppe der unter 50jährigen wurde etwas länger gewartet (Männer 3,5 Stunden, Median bis zu 1 Stunde, Frauen 2,9 Stunden, Median bis zu 0,8 Stunden). In den höheren Altersgruppen waren die Wartezeiten länger. In der Gruppe der 66 - 80 Jahre alten Patienten warteten Männer 4,8 Stunden (Median bis 1,5 Stunden) und Frauen 5,5 Stunden (Median bis 2 Stunden). In der Altersgruppe der über 80jährigen warteten Männer im Mittel 4,3 Stunden (Median bis 1,5 Stunden) und Frauen 5,8 Stunden (Median bis 2 Stunden).

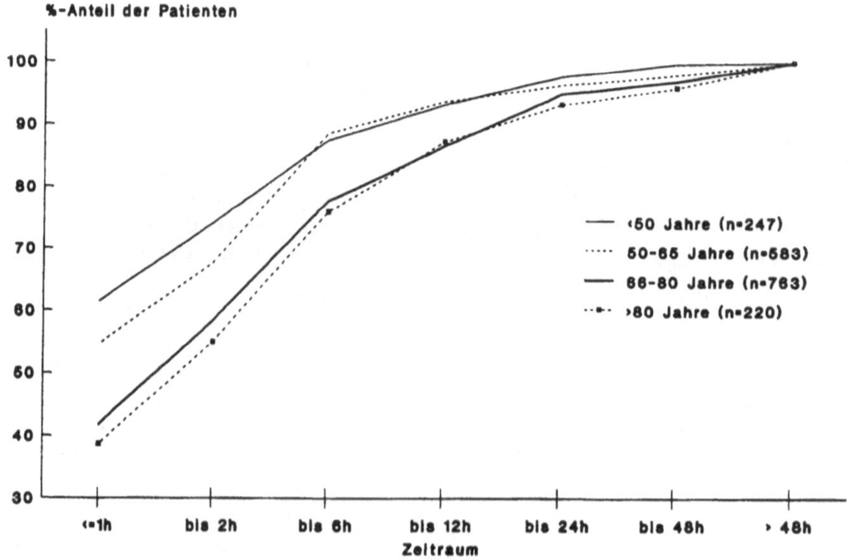

Bild 24 Altersabhängige Alarmverzögerung bei 1 813 Diagnosen Herzinfarkt.

Mit zunehmendem Alter verlängerte sich die Wartezeit erheblich, im Mittel verlängerte sie sich um 1,2 Stunden. Sie stieg von 2,9 Stunden auf 4,1 Stunden. Mit Ausnahme der unter 50 Jahre alten Personen und der 66 - 80 Jahre alten Patienten warteten in allen untersuchten Gruppen Frauen länger als Männer. Dies wurde mit zunehmendem Alter besonders deutlich, zumal Frauen in dieser Altersgruppe sehr viel häufiger vertreten waren als Männer.

Betrachtet man die Wartezeit bis zur Alarmierung in Abhängigkeit von der Tageszeit (s. Datenband I, Tab. 14), so findet man tagsüber in 57,9 % eine Wartezeit von unter 1 Stunde. Nachts liegt dieser Anteil nur bei 48,9 %. Bei der Diagnose Angina pectoris findet man tagsüber in 55,2 % die Wartezeit unter 1 Stunde, nachts nur in 49,4 %, bei Verdacht auf Herzinfarkt tagsüber 61,9 % und nachts 51 %. Bei Herzinfarkt wird in 55,2 % der Fälle unter 1 Stunde gewartet, nachts sind es 43,9 %. Bei einem Alarmierungszeitraum bis zu 2 Stunden war nur noch der relative Anteil von Alarmierungen zur Diagnose Herzinfarkt tagsüber größer als nachts, bei allen anderen Diagnosen ist dies umgekehrt. Bis zur 6. bzw. 12. Stunde ist dann in allen untersuchten Gruppen der prozentuale Anteil der Einsätze nachts größer als am Tage.

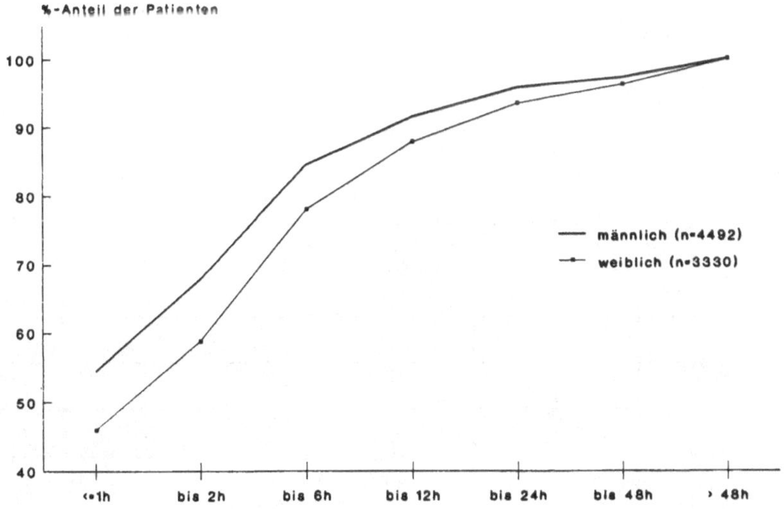

Bild 25 Geschlechtsabhängige Alarmverzögerung bei 7 822 Diagnosen zu ischämischen Herzerkrankungen.

Es zeigt sich, daß der Zeitraum, der bis zur Alarmierung vergeht, nachts länger ist als am Tage, bei Frauen, insbesondere der höheren Altersgruppen, länger ist als bei Männern (Kruskal-Wallis-Test $p<0{,}0001$), mit zunehmendem Alter ansteigt und bei der Diagnose Angina pectoris wesentlich länger ist als bei Herzinfarkt oder Herzinfarktverdacht.

3.1.7 Eintreffen des Notarztes

Bei den untersuchten 11 531 Alarmierungen zu Patienten mit ischämischer Herzerkrankung wurde die Dauer von der Alarmierung bis zum Eintreffen des Notarztes in Abhängigkeit von der Tageszeit ermittelt (s. Datenband I, Tab. 15).

Hierbei wurden 1 765 Alarmierungen in den frühen Morgenstunden zwischen 5 Uhr und 8.59 Uhr, zur Zeit des Berufsverkehrs, gezählt. Von 9 Uhr bis 14.59 Uhr wurden 3 681 Alarmierungen registriert. Von 15 Uhr bis 18.59 Uhr wurden 1 759 Alarmierungen festgestellt. In diese Zeit fällt auch der abendliche Berufsverkehr. Von 19 Uhr bis 4.59 Uhr, d. h. während der verkehrsärmeren Abend- und Nachtstunden, gab es 4 326 Alarmierungen zu verzeichnen.

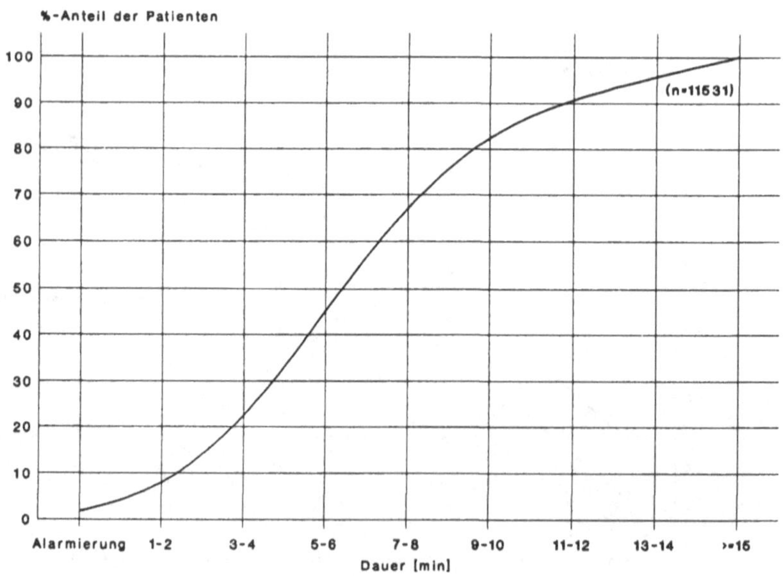

Bild 26 Dauer bis zum Eintreffen des Notarztes in Minuten.

In allen 4 untersuchten Zeiträumen wurden die Patienten im Median bis zur 7.

Minute erreicht. Im Mittel traf der Notarzt nach 7,3 Minuten nach Alarmierung beim Patienten ein. In den frühen Morgenstunden wurden die Patienten im Mittel nach 7,4 Minuten erreicht, während des Tages nach 7,2 Minuten und während der Abend- und Nachtstunden nach 7,5 Minuten. In den Zeiten erhöhter Verkehrsdichte (Berufsverkehr) wurden die Patienten nicht langsamer erreicht als in den verkehrsarmen Zeiten.

3.1.8 Patientenstatus

Insgesamt verstarben in Anwesenheit des Notarztes 223 (1,9 %) Patienten von 11531 Patienten am Einsatzort und 31 (0,3 %) während des Transportes. (s. Datenband I, Tab.17a-d). In dieser Zahlenangabe sind keine Patienten enthalten, die vor Eintreffen des Notarztes verstarben oder bereits reanimiert wurden. Unter der Diagnose Angina pectoris war am Einsatzort ein Todesfall zu verzeichnen, während des Transportes verstarben zwei Patienten. 74 % der Todesfälle in Anwesenheit des Notarztes waren bei der Diagnose Verdacht auf Herzinfarkt zu verzeichnen. Unter 4 072 Diagnosen Verdacht auf Herzinfarkt waren 164 Todesfälle am Einsatzort und 24 Todesfälle während des Transportes zu verzeichnen. Sie betrafen vorwiegend die Altersgruppen 66 - 80 Jahre alter und über 80jähriger Personen. Unter der Diagnose Herzinfarkt verstarben 58 Patienten vor Ort und 7 Patienten während des Transportes, das sind insgesamt 29,1 % aller Verstorbenen.

584 der 11 531 Patienten wiesen vor Ort einen Atemstillstand auf, das sind 5,1 % (s. Datenband I, Tab.17a-d, Unterschiede von Anzahl der Diagnosen und Anzahl der Patienten ergaben sich aus Doppelnennungen, s. 3.1). Unter 5 671 Diagnosen Angina pectoris wurde 12mal ein Atemstillstand registriert. Unter 4 072 Diagnosen Herzinfarktverdacht wurde 451mal ein Atemstillstand verzeichnet, das sind 11,1 %. Am häufigsten war hier die Gruppe der über 80 Jahre alten Männer mit 16,5 % vertreten, während nur 6,4 % bei unter 50 Jahre alten Frauen zu verzeichnen waren. Auch unter der Diagnose Herzinfarkt zeigte sich die Tendenz, daß ältere Patienten etwas häufiger einen Atemstillstand aufwiesen als jüngere. Insgesamt wurde dies in 4,8 % von den 2 605 Diagnosen Herzinfarkt verzeichnet.

Bei 355 von 11 531 Patienten trat eine Asystolie auf. Unter der Diagnose Angina pectoris wurde dies bei 8 von 5 671 Diagnosen verzeichnet, das sind 0,1 % (s.

Datenband I., Tab.17a-d). Bei Herzinfarktverdacht wurde 274mal unter den 4 072 Diagnosen eine Asystolie gefunden, das sind 6,7 %. Am häufigsten war hier die Gruppe der über 80 Jahre alten Männer mit 10 % betroffen, während unter 50 Jahre alte Frauen nur in 2,6 % der Fälle eine Asystolie aufwiesen. Unter 2 605 Diagnosen Herzinfarkt fand sich in 3 % der Fälle eine Asystolie, ohne daß klare Unterschiede in den Altersgruppen erkennbar wurden.

Unter allen Patienten wurde in 688 Fällen Kammerflimmern registriert, das sind 6% (s. Datenband I, Tab.17a-d). Unter 5 671 Diagnosen Angina pectoris war dies 11mal zu verzeichnen (0,2 %). Unter 4 072 Verdacht auf Herzinfarkt kam es in 12,3 % der Fälle zu Kammerflimmern. Am häufigsten betraf dies 50 - 65 Jahre alte Männer, am seltensten die Gruppe der über 80jährigen Frauen. Das Geschlechtsverhältnis Frauen zu Männern betrug hier 1:2,58. Unter 2 605 Diagnosen Herzinfarkt wurde 197mal (6,9 %) Kammerflimmern dokumentiert. Am häufigsten war die Gruppe der 66 - 80 Jahre alten Männer betroffen (9,8 %). Insgesamt wurde deutlich, daß Männer (3,9 %) fast doppelt so häufig Kammerflimmern aufwiesen als Frauen (7,5 %).

Bei der Einschätzung der Bewußtseinslage wurden die Zustände somnolent, soporös und comatös erfaßt (s. Datenband I, Tab.17a-d). Bei Eintreffen des Notarztes waren 2,9 %, das sind 332 von 11 531 Patienten, somnolent oder soporös, 671, 5,8 %, comatös. Unter 5 716 Diagnosen Angina pectoris wurde in 1,1% eine Bewußtseinstrübung verzeichnet, in 0,1 % wurde eine comatöse Bewußtseinslage dokumentiert. Unter 4 072 Diagnosen Herzinfarktverdacht wurde die Bewußtseinslage in 4,1 % mit Betonung der höheren Altersgruppen als eingeschränkt und in 12,1 % als comatös angesehen. Bei den 2 605 Herzinfarktdiagnosen wurde in 4,5 % Somnolenz oder Sopor festgestellt, während in 6,7 % ein Coma festgestellt wurde. Hier war am häufigsten die Gruppe der über 80 Jahre alten Männer betroffen (10,2 %).

Von allen Patienten traten in 255 Fällen bradycarde Herzrhythmusstörungen auf (s. Datenband I, Tab.17a-d), das sind 2,2 %. Unter 5 671 Diagnosen Angina pectoris wurden in 0,6 % bradycarde Herzrhythmusstörungen festgestellt, unter den 4 072 Diagnosen Herzinfarktverdacht 3,1 % und unter 2 605 Diagnosen Herzinfarkt 4,1 % mit Betonung der beiden höheren Altersgruppen. Deutliche Geschlechtsunterschiede fanden sich nicht.

Ventrikuläre Extrasystolen wurden insgesamt bei 3,6 % der Patienten festgestellt

(s. Datenband I, Tab.17a-d). Unter 5 671 Diagnosen Angina pectoris wurden sie in 1,7 % der Fälle dokumentiert, bei Verdacht auf Herzinfarkt in 5,1 % mit Betonung der beiden höheren Altersgruppen. Bei der Diagnose Herzinfarkt wurden in 5 % ventrikuläre Extrasystolen dokumentiert, ohne deutliche Unterschiede in den Altersgruppen.

1,8 % aller Patienten wiesen eine supraventrikuläre Tachycardie mit einer Frequenz von über 140 Schlägen pro Minute auf (siehe Datenband I, Tab.17a-d). Unter 5 671 Diagnosen Angina pectoris wurde in 1,7 % der Fälle, unter 2 605 Diagnosen Herzinfarkt in 1,2 % der Fälle eine solche Rhythmusstörung dokumentiert. Bei der Diagnose Herzinfarktverdacht waren 2,5 % der Patienten betroffen. Eine Alters- oder Geschlechtsabhängigkeit zeigte sich hier nicht.

Bei 81 Fällen (0,7 %) aller Patienten wurde eine Kammertachycardie nachgewiesen. Bei der Diagnose Angina pectoris wurde die Kammertachycardie in 0,1 % der Fälle dokumentiert, bei Herzinfarkt in 0,8 % und bei Herzinfarktverdacht in 1,4 % der Fälle.

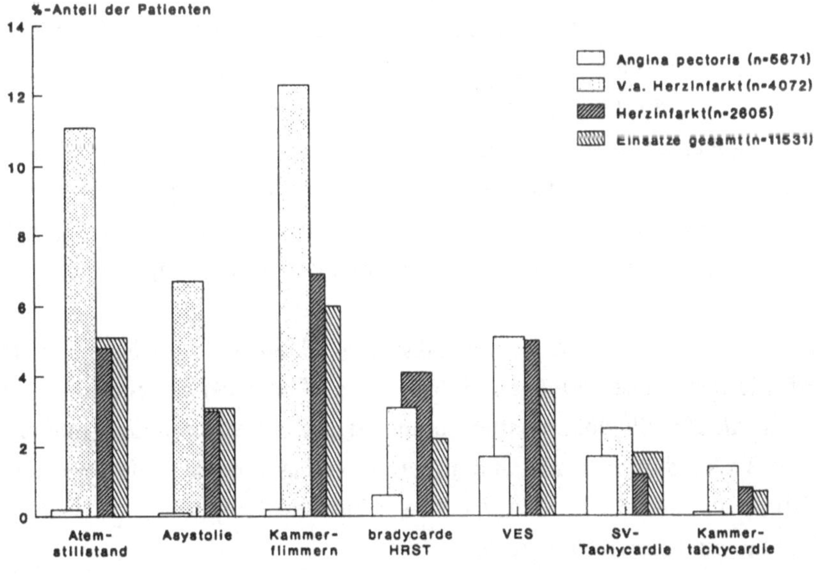

Bild 27 Wesentliche Aspekte zum Patientenstatus bei 11 531 Patienten mit ischämischer Herzerkrankung (Summenunterschiede infolge Doppelnennungen).

Insgesamt wurden bei der Diagnose Angina pectoris erwartungsgemäß am wenigsten Komplikationen im Sinne einer vitalen Bedrohung beobachtet. Die zweitgrößte Zahl von Komplikationen wurde mit der Ausnahme bradycarder Herzrhythmusstörungen bei der Diagnose Herzinfarkt beobachtet. Überraschenderweise mußten die häufigsten vitalbedrohlichen Komplikationen aus dem Patientenstatus bei der Diagnose Herzinfarktverdacht festgestellt werden. Das Auftreten von bradycarden Herzrhythmusstörungen, ventrikulären Extrasystolen, supraventrikulären Tachycardien und Kammertachycardien war bei Prüfung mit dem Chi-Quadrat-Homogenitätstest auf die Diagnosen hochsignifikant nicht gleich verteilt ($p < 0{,}0001$).

3.1.9 Maßnahmen

Bei 1 037 der 11 531 Patienten wurden Reanimationsmaßnahmen eingeleitet, das sind 9 % (siehe Datenband I, Tab.16a-d, Unterschiede von Anzahl der Diagnosen und Anzahl der Patienten ergaben sich aus Doppelnennungen, s. 3.1). Unter 5 671 Diagnosen Angina pectoris wurden dagegen nur in 1 % der Fälle Reanimationsmaßnahmen dokumentiert. Bei 4 072 Diagnosen Verdacht auf Herzinfarkt wurden in 749 Fällen, das sind 18,4 % Wiederbelebungsmaßnahmen begonnen. Hier war die Gruppe der 66 - 80 Jahre alten Männer mit 21,8 % am häufigsten betroffen, während unter 50 Jahre alte Frauen mit 11,5 % am seltensten betroffen waren. Frauen waren unter dieser Diagnose mit 14,6 % insgesamt sehr viel seltener angegeben als Männer. Zur Diagnose Herzinfarkt wurden in 9,6 % aller Fälle Reanimationsmaßnahmen eingeleitet. Auch hier war der Anteil der Männer mit 10,8 % sehr viel höher als der der Frauen mit 7,6 %, welche unter dieser Diagnose ohnehin einen sehr kleinen Prozentsatz von 37 % darstellen.

In 3,1 % aller Fälle waren Absaugmaßnahmen, zumeist nach Intubation, erforderlich (siehe Datenband I, Tab.16a-d). Unter der Diagnose Angina pectoris wurde dies 5malig dokumentiert, unter der Diagnose Herzinfarkt immerhin in 4 % aller Fälle, d. h. 104mal und unter der Diagnose Herzinfarktverdacht in 250 Fällen, das sind 6,1 %. Mit 7,1 % war hier die Gruppe der 50 - 65 Jahre alten Männer am häufigsten betroffen.

Die endotracheale Intubation war in 11,6 % aller Fälle erforderlich (siehe Datenband I, Tab.16a-d). Sie wurde in 0,4 % der Diagnosen Angina pectoris dokumentiert und in 21 % der 4 072 Diagnosen Herzinfarktverdacht. Hier waren Männer mit 23,2 % wesentlich häufiger vertreten als Frauen mit 17,7 %. Die am häufigsten betroffene Gruppe zu dieser Diagnose war die Gruppe der 66 - 80

Jahre alten Männer. Zur Diagnose Herzinfarkt wurde in 11,6 % der Fälle die endotracheale Intubation dokumentiert. Auch hier war die größte Gruppe die der 66 - 80 Jahre alten Männer (15 %).

Beatmungsmaßnahmen wurden in insgesamt 8,8 % der 11 531 Patienten eingeleitet (siehe Datenband I, Tab.16a-d). Auch in diesem Falle waren Männer mit 10,3 % häufiger in einer vitalbedrohlichen Komplikation zu behandeln als Frauen mit 6,8 %. Die Beatmungsmaßnahmen wurden in den allermeisten Fällen, d. h. in 7,2 % maschinell fortgeführt. Am häufigsten wurden Beatmungsmaßnahmen zur Diagnose Verdacht auf Herzinfarkt notwendig. Am häufigsten war hier die Gruppe der 66 - 80 Jahre alten Männer mit 21,6 % betroffen. In 15 % wurde zur Diagnose Herzinfarktverdacht die maschinelle Fortführung der Beatmungsmaßnahmen dokumentiert. Zur Diagnose Herzinfarkt wurden in 9,5 % der Fälle Beatmungsmaßnahmen dokumentiert, die in 8 % aller Diagnosen maschinell fortgeführt wurden. Zur Diagnose Angina pectoris wurden in der Notarzteinsatzdokumentation Beatmungsmaßnahmen mit 9,3 % vergleichsweise geringer angegeben.

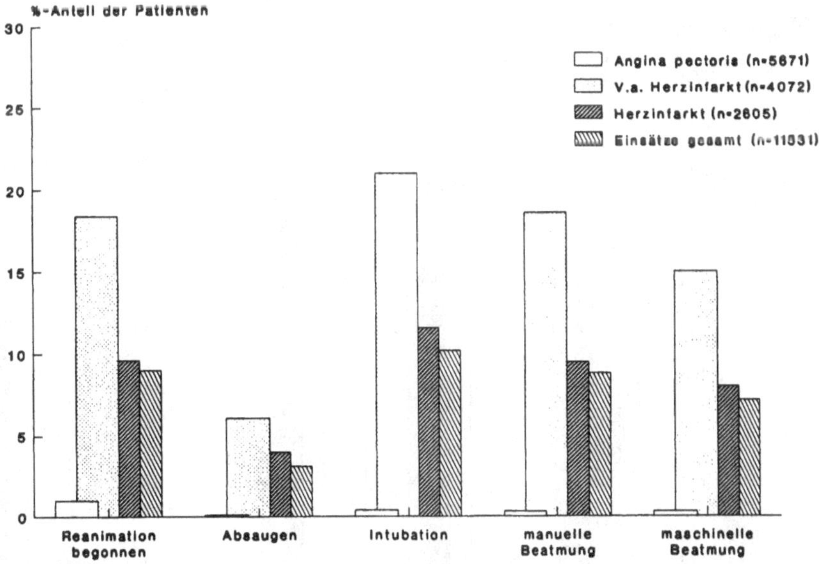

Bild 28 Wiederbelebungen, Absaugmaßnahmen, Intubation und Beatmung zu 11 531 Patienten mit ischämischer Herzerkrankung nach Diagnosen (Summenunterschiede infolge Doppelnennungen).

47,6 % aller Patienten mit ischämischen Herzerkrankungen erhielten Sauerstoff, 45,5 % der Frauen und 49,1 % der Männer (siehe Datenband I, Tab.16a-d). Zur Diagnose Angina pectoris wurde insgesamt in 32,1 % der Fälle eine

Sauerstoffgabe dokumentiert, bei Herzinfarktverdacht wurde dies in 60 % und bei Herzinfarkt in 62,7 % der Diagnosen angegeben, wobei für die höheren Altersgruppen häufiger eine Sauerstoffverwendung angegeben wurde.

Bei 80,6 % aller Patienten wurde ein Elektrokardiogramm angefertigt (siehe Datenband I, Tab.16a-d). Unter der Diagnose Angina pectoris wurde in 87,9 % der Fälle die Durchführung eines Elektrokardiogramms dokumentiert, in 77,8 % bei der Diagnose Herzinfarkt und in 74,5 % der Fälle bei der Diagnose Verdacht auf Herzinfarkt. Bei 25,5% wurde die Diagnose Herzinfarkt offensichtlich ohne EKG-Ableitung nach klinischen Gesichtspunkten gestellt. Frauen (82,2 %) erhielten häufiger ein EKG-Ableitung als Männer (79,3 %).

In 20,3 % aller 11 531 Patienten wurde ein zentraler venöser Zugang gelegt, in 41,8 % der Fälle ein periphervenöser Zugang (siehe Datenband I, Tab.16a-d). Periphervenöse Zugänge wurden in 34,1 % aller Diagnosen Angina pectoris, 49,2% aller Diagnosen Herzinfarktverdacht und 50,3 % aller Diagnosen Herzinfarkt dokumentiert, zentralvenöse Zugänge in 5,8 % aller Diagnosen Angina pectoris, 33 % aller Diagnosen Herzinfarktverdacht und 31 % aller Diagnosen Herzinfarkt.

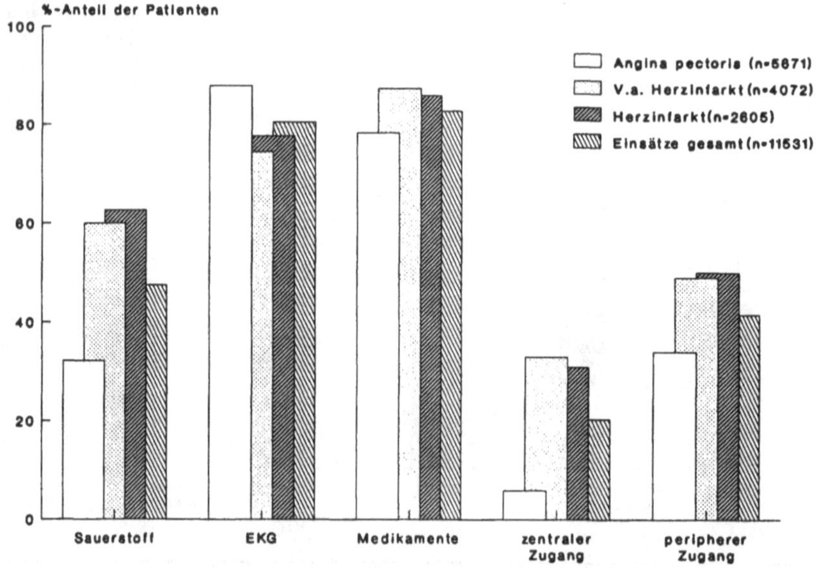

Bild 29 Sauerstoff- und Medikamentengabe, EKG-Ableitung und Zugänge bei 11 531 Patienten mit ischämischer Herzerkrankung nach Diagnosen (Summenunterschiede infolge Doppelnennungen).

Insgesamt erhielten 82,8 % aller Patienten mit ischämischen Herzerkrankungen Medikamente, die im einzelnen bei der Erfassung der Daten im Statistischen

Landesamt nicht mit erfaßt werden konnten, da diese Angaben in Klarschrift vorliegen müssen (siehe Datenband I, Tab.16a-d). Bei 5 671 Diagnosen Angina pectoris wurde die Gabe von Medikamenten in 78,4% der Diagnosen angegeben, bei 4 072 Diagnosen Herzinfarktverdacht in 87,4 % und bei 2 605 Diagnosen Herzinfarkt in 86 %.

Bereits eingeleitete Reanimationsmaßnahmen (s. o.) wurden bei 8,3 % der 11 531 Patienten nach Eintreffen des Notarztes auch unter Durchführung einer Herzdruckmassage fortgesetzt (siehe Datenband I, Tab.16a-d). Zur Diagnose Angina pectoris wurde dies in 0,3 % der Fälle dokumentiert, zur Diagnose Herzinfarktverdacht in 17,3 % und zur Diagnose Herzinfarkt in 9,3 %. Erstaunlicherweise kam in 0,3 % der Fälle die heute kaum noch gebräuchliche maschinelle Herzmassage zum Einsatz; dies wurde vor allem bei Herzinfarktverdacht 21mal dokumentiert.

Insgesamt wurden 6,5 % der 11 531 Patienten defibrilliert (siehe Datenband I, Tab.16a-d). Unter der Diagnose Angina pectoris wurde eine Defibrillation bei 0,2% der Diagnosen dokumentiert, bei Herzinfarktverdacht in 13,5 % und bei Herzinfarkt in 7,6 %. Auch in diesem Fall war der Anteil (8,3 %) der Männer deutlich größer als der Anteil (4,2 %) der Frauen; dies betrifft alle Altersgruppen.

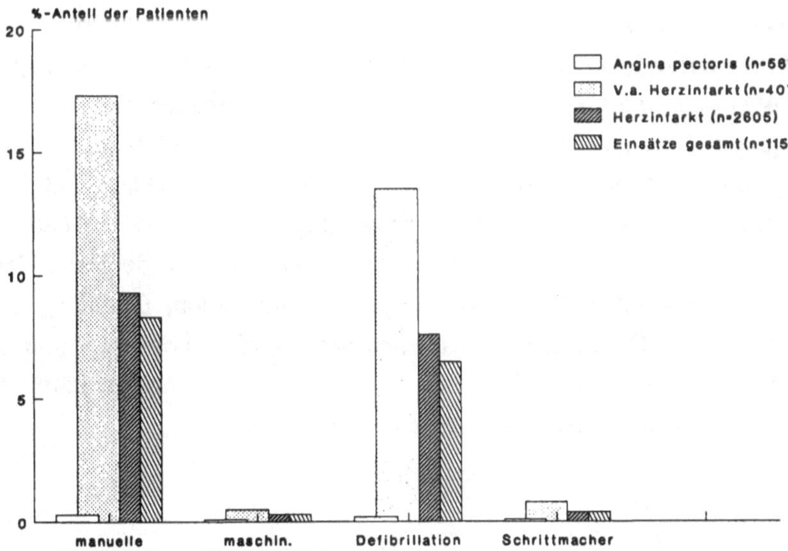

Bild 30 Herzmassage, Defibrillation und Schrittmacherapplikation bei 11 531 Patienten mit ischämischer Herzerkrankung nach Diagnosen (Summenunterschiede infolge Doppelnennungen).

Bei der Auswertung der Defibrillationsmaßnahmen konnte eine sehr deutliche Ähnlichkeit der Zahlen zu den gefundenen Ergebnissen für Kammerflimmern gefunden werden (s. 3.1.8). Geringgradige Differenzen wurden darauf zurückgeführt, daß im Falle einer pulslosen Kammertachycardie defibrilliert wurde, oder daß ein vorhandenes Kammerflimmern in eine Asystolie überging.

Die Anwendung von Schrittmachern (siehe Datenband I, Tab.16a-d) blieb insgesamt auf 44 Einzelfälle beschränkt (0,4 %). Die meisten Nennungen einer Schrittmacherstimulation erfolgte unter der Diagnose Herzinfarktverdacht (0,8%).

Insgesamt war bei der Diagnose Angina pectoris die Notwendigkeit, Maßnahmen zur Stabilisierung der Vitalfunktionen anzuwenden, am geringsten. Dies betraf die Reanimation, Absaugmaßnahmen, Intubation und Beatmung, das Legen zentraler und periphervenöser Zugänge sowie die Applikation von Medikamenten. Allerdings wurden unter dieser Diagnose die meisten Elektrokardiogramme geschrieben. Unter der Diagnose Herzinfarkt waren deutlich mehr vitalstabilisierende Maßnahmen durchzuführen, so lag die Intubationsrate, die Beatmungsrate und die Zahl der Reanimationen in der Größenordnung von 10 % unter den Diagnosen. Nicht alle Patienten erhielten einen venösen Zugang (81,4%) oder Sauerstoff (62,7 %). Ein Elektrokardiogramm wurde bei 77,8 % der Infarktpatienten abgeleitet. Unter der Diagnose Herzinfarktverdacht waren die meisten vitalstabilisierenden Maßnahmen durchzuführen. Die Intubations- und Beatmungsrate und die Zahl der Reanimationen war etwa doppelt so hoch (18,4%) wie unter der Diagnose Herzinfarkt angegeben (9,6 %). Unter der Diagnose Herzinfarktverdacht wurden die meisten Medikamente (87,4 %) eingesetzt und die meisten zentralvenösen Katheter gelegt (33 %). Diese Patienten wurden somit oft primär aufgrund von Komplikationen vom Rettungsdienst versorgt, die offensichtlich ganz im Vordergrund der akuten Erkrankung standen. Die Anwendungen von Intubation, Beatmung, Sauerstoff, Herzmassage, Defibrillation, Schrittmachern sowie peripheren und zentralen Zugängen waren bei Prüfung mit dem Chi-Quadrat-Homogenitätstest auf die Diagnosen hochsignifikant nicht gleich verteilt ($p < 0{,}0001$).

3.1.10 Einsatzbeurteilung

Insgesamt waren bei 10 794 Dokumentationsbögen Einsatzbeurteilungen vorgenommen worden (siehe Datenband I, Tab.18a-d, Unterschiede von Anzahl der Diagnosen und Anzahl der Patienten ergaben sich aus Doppelnennungen, s. 3.1). In 4,4 % aller Fälle wurde eine bislang erfolgreiche Reanimation angegeben, in 5,3 % eine erfolglose, in 1,4 % der Fälle die Beherrschung eines inkompletten Vitalfunktionsausfalles und in 52,3 % wurde der Patient als akut vital gefährdet eingeschätzt. Somit befanden sich 63,4 % aller Patienten in einer lebensbedrohlichen Situation. Bei der Diagnose Angina pectoris war dies insgesamt bei 33,2 % der Fall, bei Verdacht auf Herzinfarkt in 78,3 % und bei Herzinfarkt in 91,6 %. Diese Zahl ergab sich bei der Zusammenfassung der Felder 130 bis 133 der Einsatzbeurteilung.

3.2 Patienten mit akutem Myokardinfarkt in der Notarzteinsatzdokumentation des UKRV-C von 1978 -1991

Die Ergebnisse von Patienten mit präklinischer Diagnose Herzinfarkt, die vom 01.01.1978 bis zum 31.12.1991 auf dem Notarztwagen des UKRV-C behandelt wurden, finden sich systematisch im Datenband II als Tabellen. Drei mögliche Diagnosen, Vorderwandinfarkt, Hinterwandinfarkt und andere Lokalisation, wurden unterschieden. Doppelnennungen konnten ausgeschlossen werden. Zur Darstellung der Entwicklung in diesem Zeitraum erfolgte die Auswertung bezogen auf die Gesamtzahl von 2 537 Patienten getrennt für die Jahrgänge 1978-1991. Das Jahr 1977 wurde wegen einer zu kleinen Patientenzahl nicht mit in die Auswertung einbezogen, da der Notarztwagen erst am 14.11.1977 in Dienst gestellt wurde. Dieses Vorgehen ermöglichte Aussagen zur Entwicklung im Rettungsdienst, der Alarmierungsgewohnheiten und der durchgeführten Behandlungsmaßnahmen über 14 Jahre hinweg.

Bezüglich der Alarmierung und des Transportes, des erhobenen Patientenstatus und der Begleitdiagnosen sowie des Puls-/Blutdruckverhaltens konnte nach der Infarktlokalisation unterschieden werden, da für diesen Teil der Untersuchung im eigenen Hause auch alle in Klarschrift dokumentierten Informationen erfaßt werden konnten.

Diejenigen Aspekte, die bereits unter 3.1 ausführlich erläutert wurden, insbesondere zu technischen Parametern wie Alarmierung und Transport, wurden an dieser Stelle nicht erneut diagnosenbezogen ausgewertet, da wesentliche Unterschiede nicht bestanden. Die Darstellung dieser Punkte erfolgte zusammen für die drei verschiedenen Infarktlokalisationen.

3.2.1 Patienten und Diagnosen

Vom 01.01.1978 bis zum 31.12.1991 wurde der Notarztwagen UKRV-C 46 840mal alarmiert. Dabei wurden 33 043 Patienten versorgt. Tendenziell wies der Anteil versorgter Patienten pro Jahr einen leichten Anstieg auf, verbunden mit einer stärkeren Zunahme der Fehlalarmierungen. Dies entsprach im Mittel einer Fehlalarmierungsquote von 29,5 %. Von allen 33 043 Patienten hatten 2 537 Patienten einen auf dem Notarztwagen diagnostizierbaren akuten Myokardinfarkt, das entspricht einem Gesamtanteil von 7,7 %. Bis 1985 wurden pro Jahr zwischen

200 und 220 Patienten mit akutem Myokardinfarkt gesehen (siehe Datenband II, Tab.1). Von 1986 an fiel diese Zahl immer weiter ab, bis 1991 wurden nur noch zwischen 133 und 89 Patienten pro Jahr mit akutem Myokardinfarkt behandelt, in diesem Zeitraum wurden im Norden Berlins zwei neue Notarztwagen in Dienst gestellt (s. 1.1.2).

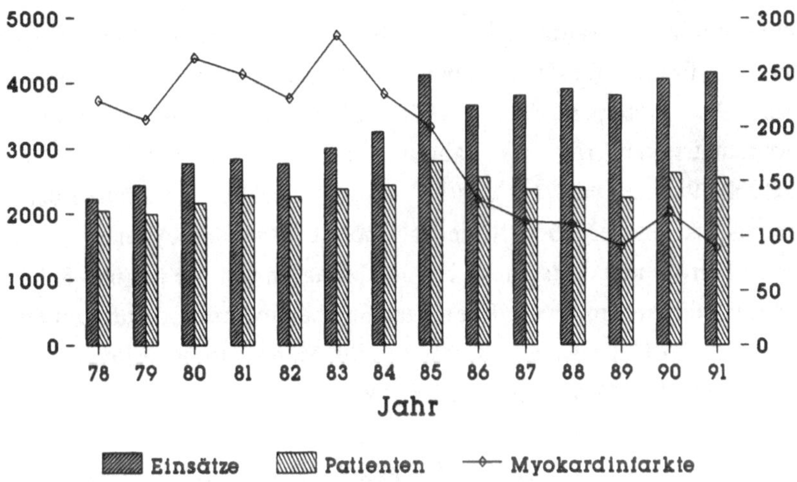

Bild 31 Alarmierungen, Patientenzahlen und Infarktpatienten auf dem NAW UKRV-C.

Unter 2 537 Patienten mit akutem Myokardinfarkt wiesen 28 % einen Vorderwandinfarkt auf, 33 % einen Hinterwandinfarkt und 28,7 % einen Infarkt anderer Lokalisation. Hierbei fällt auf, daß bis einschießlich 1984 die Diagnose einer anderen Lokalisation in einem sehr viel höheren Prozentsatz (28,7 % bis 52,2 %) gestellt wurde, während ab 1985 dies nur noch in 3,8 % bis 16 % der Fall war. Im selben Jahr wurde allerdings auch das Dokumentationsformular der Notarzteinsatzdokumentation geändert (siehe Datenband VI, 2.2). In dieser geänderten Fassung waren Eintragungen in Klarschrift leichter möglich als bei der zuvor verwendeten Dokumentation. Betrachtet man nur die Jahrgänge ab 1985, so ergibt sich ein relativer Anteil der Vorderwandinfarkte von 47,3 %, der Hinterwandinfarkte von 43,8 % und der anderen Lokalisationen von 8,9 %.

3.2.2 Geschlechts- und Altersverteilung

Unter den 2 537 Patienten mit akutem Myokardinfarkt waren 1 586 Männer (62,5%) und 951 Frauen (37,5 %). Damit ist das Verhältnis von Frauen zu Männern 1:1,66 (siehe Datenband II, Tab.2a und b). Es entsprach dem Verhältnis von Frauen zu Männern in der Berliner Gesamtbevölkerung nicht (1:0,87). Bei Vorderwandinfarkt betrug es 1:1,55, bei Hinterwandinfarkt 1:1,91 und bei anderen Lokalisationen 1:1,57.

Männer mit Vorderwandinfarkt waren 10,1 Jahre, mit Hinterwandinfarkt 8,3 Jahre jünger als Frauen dieser Gruppen. Bei Infarkten anderer Lokalisation betrug dieser Altersunterschied nur 5,2 Jahre, in dieser Gruppe war das Durchschnittsalter mit 68 Jahren am höchsten, verglichen mit einem Durchschnittsalter von 66 Jahren bei den beiden anderen Lokalisationen. Dementsprechend ergab sich die Zugehörigkeit zu den Altersgruppen. Die am meisten betroffene Altersgruppe bei den Männern war die der 66 - 80jährigen, bei Vorderwandinfarkt mit 38,4 % vertreten und bei anderen Lokalisationen in 53,5 % aller Fälle. Bei Hinterwandinfarkt waren die Männer in der Altersgruppe von 50 - 65 Jahren mit 42,2 % am häufigsten vertreten.

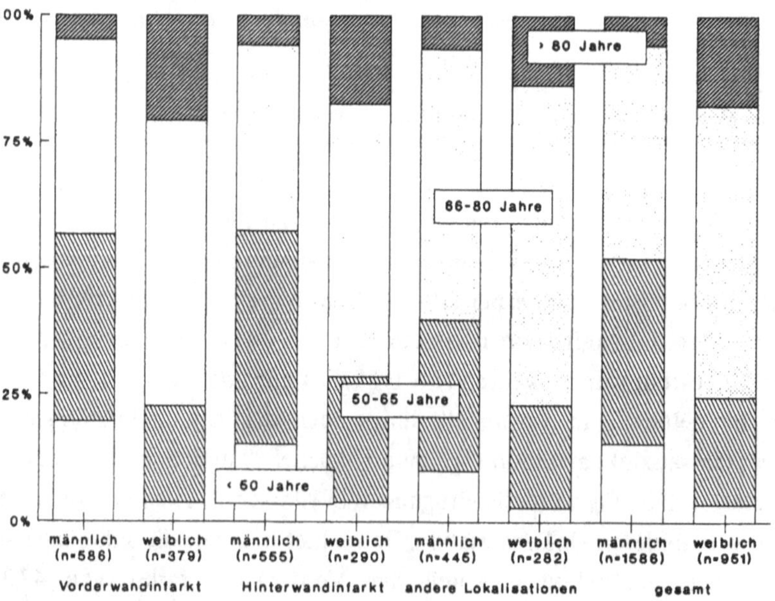

Bild 32 Infarktpatienten auf dem NAW UKRV-C nach Altersgruppen.

Bei den Frauen war die größte Altersgruppe die der 66 - 80jährigen, bei Hinterwandinfarkt mit 53,8 %, bei Vorderwandinfarkt mit 56,5 % und bei anderen Lokalisationen mit 63,1 % aller Frauen. Insgesamt waren unter allen untersuchten Infarktpatienten die Männer mit 62,5 % in der Mehrzahl und im Durchschnitt 8,2 Jahre jünger als die Frauen.

3.2.3 Alarmierung

Die Alarmierung geschah wie unter 1.1.3 und unter 3.1.3 beschrieben. Das Alarmierungsstichwort wurde bei 2 477 der 2 537 Patienten ermittelt (siehe Datenband II, Tab.3). Insgesamt wurde in 74 % unter dem Stichwort "heftiger Brustschmerz" alarmiert, am häufigsten in 80 % zu unter 50 Jahre alten Männern, am seltensten in 71,4 % zu 66 - 80 Jahre alten Männern.

In 17,5 % kam es insgesamt am zweithäufigsten unter dem Stichwort "Atemnot" zur Alarmierung, am häufigsten mit 20,7 % zu 66 - 80 Jahre alten Männern, am seltensten in 10,6 % zu unter 50 Jahre alten Männern. Mit 8,5 % am dritthäufigsten wurde unter dem Stichwort "plötzliche Bewußtlosigkeit" alarmiert, am häufigsten mit 10,3 % zu 50 - 65 Jahre alten Männern, am seltensten mit 4,8 % zu über 80 Jahre alten Frauen.

3.2.4 Alarmierung und weiterer Transport

Die Art der Alarmierung konnte bei 2 530 von 2 537 Patienten ermittelt werden (siehe Datenband II, Tab.4). In 89,6 % aller Fälle erfolgte die Alarmierung von Rettungs- und Notarztwagen parallel. Am häufigsten mit 93,9 % zu unter 50 Jahre alten Männern, am seltensten mit 82,8 % zu über 80 Jahre alten Frauen. Die Alarmierung des Notarztwagens ohne Rettungswagen lag insgesamt bei 3 %, am häufigsten mit 5 % zu unter 50 Jahre alten Männern, am seltensten mit 2,4 % zu über 80 Jahre alten Frauen. Eine Nachalarmierung des Notarztes wurde insgesamt in 7,4 % der Fälle durchgeführt, am häufigsten mit 14,8 % zu über 80 Jahre alten Frauen, am seltensten mit 5,5 % zu 50 - 65 Jahre alten Männern.

Bei 2 492 von 2 537 Patienten mit akutem Myokardinfarkt wurden 99,2 % aller Patienten mit dem Notarztwagen in die Klinik transportiert, 0,8 % der Patienten mit dem Rettungswagen in ärztlicher Begleitung. Dies war zumeist dann der Fall, wenn sich der Patient bereits bei Eintreffen des Notarztes im Rettungswagen befand (siehe Datenband II, Tab.5).

3.2.5 Eintreffen des Arztes

Bei 1 771 der 2 537 Patienten mit akutem Herzinfarkt konnte der Notarztdokumentation des UKRV-C der Zeitraum entnommen werden, der zwischen dem Auftreten der Symptome und dem Eintreffen des Arztes beim Patienten vergangen war (siehe Datenband II, Tab.8a und b). Unter 3.1.7 konnte gezeigt werden, daß der Notarzt im Mittel 7,3 Minuten nach Alarmierung beim Patienten eintraf. Somit hat diese Patientenentscheidungszeit, die zwischen dem Eintreten der Symptome und der Alarmierung des Notarztes vergeht - unter Berücksichtigung dieser 7,3 Minuten -, den größten Anteil an der Zeit, die bis zum Eintreffen des Arztes vergeht (zum Einfluß der Rettungsleitstelle auf diese Zeiten s. 3.5.5). Zur Darstellung wurde eine Einteilung in 7 Zeitklassen vorgenommen und nach Geschlecht und Alter unterschieden. Zeitdauern von über 48 Stunden wurden nicht mehr berücksichtigt. Im Mittel traf der Notarzt nach 4,9 Stunden nach Symptombeginn ein, Männer wurden im Mittel nach 4,5 Stunden erreicht (Median bis 1 Stunde), Frauen erst nach 5,7 Stunden (Median bis 2 Stunden).

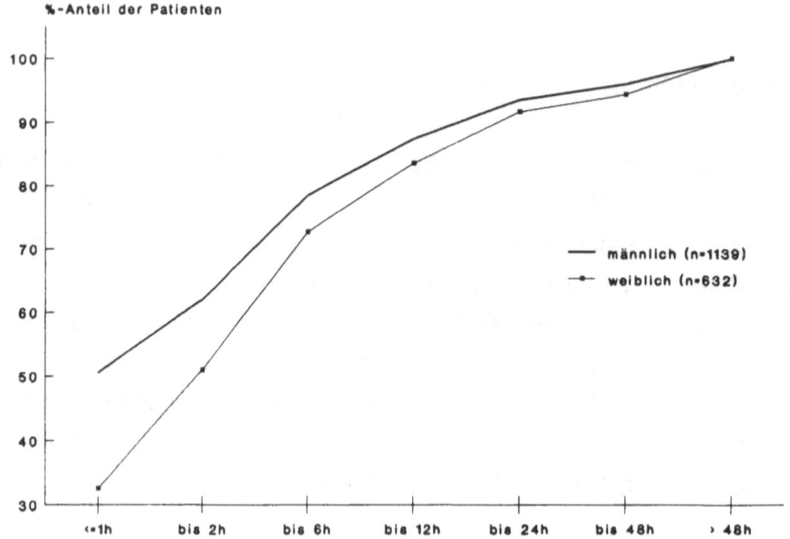

Bild 33 Eintreffen des Arztes nach Beschwerdebeginn auf dem NAW UKRV-C nach Geschlecht.

50,6 % aller Männer konnten innerhalb der ersten Stunde vom Arzt erreicht werden, nur 32,6 % aller Frauen mit akutem Myokardinfarkt wurden in derselben Zeit vom Notarzt gesehen. Nach 2 Stunden wurden 62,1 % der Männer erreicht, aber nur 51 % der Frauen. Diese Zeitdifferenz ist auch kumulativ in allen ausgewerteten Klassen für Frauen signifikant länger als für Männer (Kruskal-Wallis-Test $p < 0{,}0001$).

Bei altersabhängiger Auswertung der Zeitklassen stellte sich heraus, daß unter 50 Jahre alte Personen die Hilfe des Notarztes am schnellsten in Anspruch genommen haben. 60 % von ihnen konnten innerhalb der ersten Stunde erreicht werden. Trotzdem war der geschlechtsabhängige Unterschied in dieser Zeit auch noch deutlich (Männer 61,6 %, Frauen 48 %) erkennbar. Mit Zunahme des Alters konnte in den vier gebildeten Altersklassen eine immer größere Verzögerung bis zur notärztlichen Versorgung festgestellt werden. So wurden 50 - 65 Jahre alte Personen (51,4 %) innerhalb einer Stunde vom Notarzt gesehen, bei 66 - 80 Jahre alten Personen waren es nur noch 37,1 % und bei über 80jährigen nur 32,6 %.

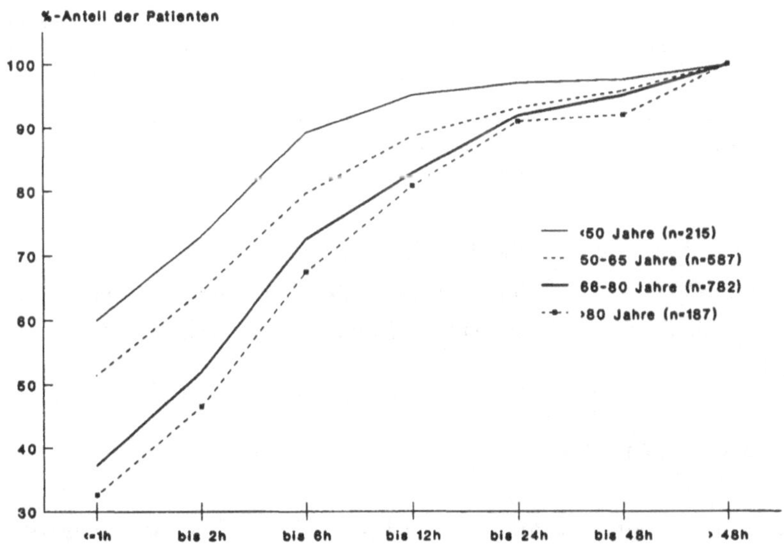

Bild 34 Eintreffen des Arztes nach Beschwerdebeginn auf dem NAW UKRV-C nach Alter.

Mit zunehmendem Alter war auch die Inanspruchnahme des Notarztes in den späteren Zeitklassen überproportional verzögert, was man an der Zeitdauer ablesen kann, in der 75 % der Patienten erreicht wurden. Er lag bei unter 50 Jahre alten Personen bei 2,5 Stunden und bei über 80 Jahre alten Personen bei 7,2 Stunden. Die jüngeren Altersgruppen wurden signifikant schneller gegenüber den älteren vom Arzt erreicht.

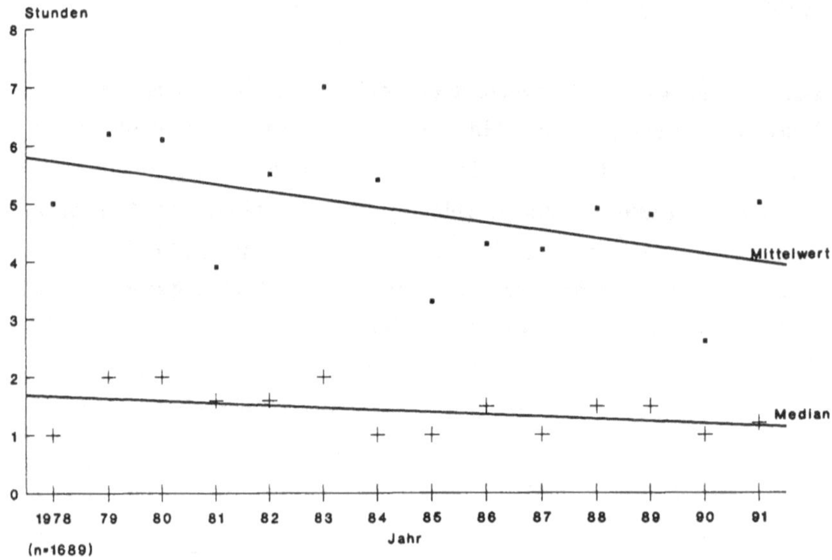

Bild 35 Eintreffen des Arztes nach Beschwerdebeginn auf dem NAW UKRV-C von 1978 bis 1991.

Betrachtet man die zeitliche Entwicklung von 1978 bis 1991, so kann vermutet werden, daß sich eine Tendenz entwickelte, den Notarzt früher zu Patienten zu alarmieren, die einen akuten Myokardinfarkt erlitten (siehe Datenband II, Tab.7a und b).

3.2.6 Patientenstatus

Insgesamt verstarben in Anwesenheit des Notarztes (UKRV-C) von 1978 bis 1991 von 2 537 Patienten mit akutem Myokardinfarkt 46 (1,8 %) am Einsatzort und 21 (0,8 %) beim Transport (siehe Datenband II, Tab.11a-c). Unter der Diagnose Vorderwandinfarkt verstarben am Einsatzort 5 Patienten, beim Transport 4. Bei Hinterwandinfarkt waren es 7 bzw. 6 Patienten. Die größte Gruppe dieser Patienten waren diejenigen mit anderen Lokalisationen des Herzinfarktes. In dieser Gruppe starben 34 am Einsatzort (4,7 %) und 11 während des Transportes (1,5 %).

Eine Asystolie fand sich in 6,1 % aller Fälle. Mit besonderer Betonung der Patienten mit anderen Lokalisationenen des Infarktes (12,8 %). Hier waren die älteren Altersgruppen tendenziell stärker betroffen. Bei Vorderwandinfarkt waren 3,5 % der Patienten asystol, bei Hinterwandinfarkt 3,2 %.

Kammerflimmern fand sich insgesamt bei 10 % aller Patienten, wobei die Männer mit 12,5 % deutlich häufiger Kammerflimmern aufwiesen als Frauen mit 5,7 %. Dieser geschlechtsspezifische Unterschied wurde bei allen Infarktlokalisationen deutlich. Bei Vorderwandinfarkt kam es in 8,7 % aller Fälle zu Kammerflimmern (Männer 10,9 %, Frauen 5,3 %). Bei Hinterwandinfarkt kam es in 7,1 % der Fälle zu Kammerflimmern (8,8 % bei Männern, 3,8 % bei Frauen). Bei anderen Lokalisationen des Herzinfarktes kam es in 15 % der Fälle zu Kammerflimmern, in 8,2 % der Fälle trat es bei Frauen auf, in 19,3 % aller Fälle bei Männern.

AV-Blockierungen fanden sich in 7,8 % der Fälle, am häufigsten wurden sie bei Patienten mit Hinterwandinfarkt beobachtet (11,7 %), Patienten mit Vorderwandinfarkt boten in 3,7 % der Fälle derartige bradycarde Herzrhythmusstörungen, bei Patienten mit anderen Lokalisationen war dies in 8,8% der Fälle zu verzeichnen.

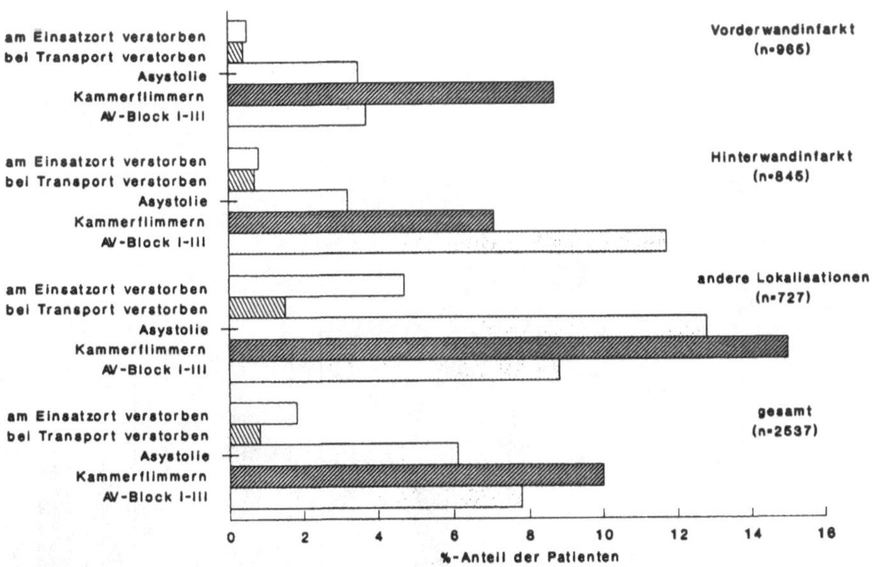

Bild 36 Patientenstatus auf dem NAW UKRV-C von 1978 bis 1991 bei 2 537 Patienten mit akutem Myokardinfarkt.

3.2.7 Begleitdiagnosen

In 19,4 % aller Fälle wurde als Begleitdiagnose eine Linksherzinsuffizienz festgestellt (siehe Datenband II, Tab.6a-d). Frauen waren insgesamt mit 24 % deutlich häufiger betroffen als Männer, die mit 16,6 % als linksherzinsuffizient eingeschätzt wurden. Am häufigsten war die Gruppe der über 80 Jahre alten Frauen mit 27,8 % betroffen, während unter 50 Jahre alte Männer mit 5,3 % am seltensten als linksherzinsuffizient eingestuft wurden. Patienten mit Vorderwandinfarkt waren in 14,9 % betroffen, Patienten mit Hinterwandinfarkt in 9,5 % aller Fälle, während bei anderen Lokalisationen des Herzinfarktes in 36,9 % aller Fälle eine Linksherzinsuffizienz auftrat. Insgesamt waren nicht nur die Frauen am häufigsten betroffen, sondern auch die beiden höheren Altersgruppen mit besonderer Betonung der Patienten mit anderen Lokalisationen des Herzinfarktes. Eine ähnliche Betonung der Frauen und der älteren Jahrgänge fand sich dementsprechend unter der Diagnose eines Lungenödems, das insgesamt bei 8,7 % aller Patienten diagnostiziert werden mußte. Bei Vorderwandinfarkt wurde ein Lungenödem in 7,4 % aller Fälle diagnostiziert, bei Hinterwandinfarkt in nur 3,8 %. 16,1 % der Patienten mit anderen Infarktlokalisationen wiesen ebenfalls ein Lungenödem auf. Insgesamt hatten Frauen mit 12,4 % fast doppelt so oft eine solche akute Linksherzdekompensation, während nur in 6,4 % ein Lungenödem aufwiesen.

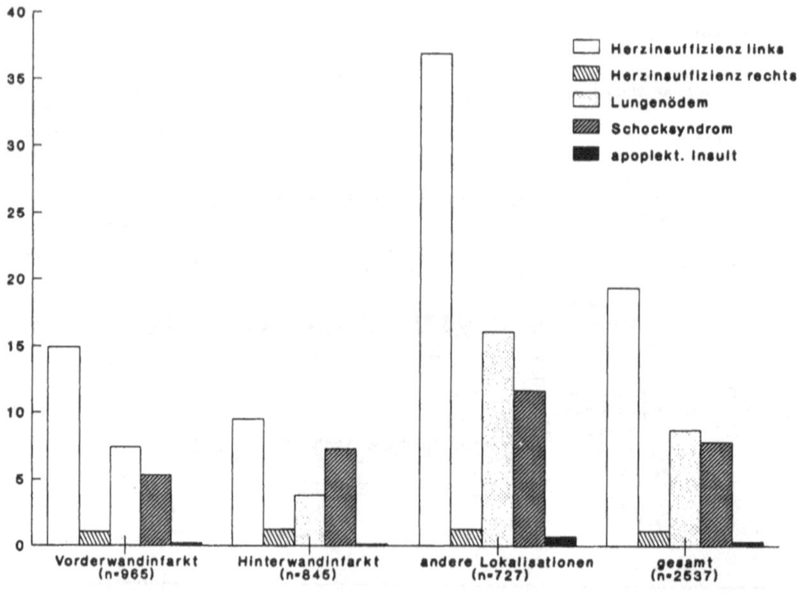

Bild 37 Begleitdiagnosen auf dem NAW UKRV-C von 1978 bis 1991 bei 2 537 Patienten mit akutem Myokardinfarkt.

Ein kardiogener Schock wurde in 7,8 % aller Fälle diagnostiziert, in 8,6 % bei Männern und in 6,4 % bei Frauen. Bei Vorderwandinfarkt wurde in 5,3 % der Fälle, bei Hinterwandinfarkt bei 7,3 % der Fälle und bei anderen Infarktlokalisationen in 11,7 % der Fälle ein kardiogener Schock festgestellt. Eine Rechtsherzinsuffizienz war insgesamt mit 1,1 % sehr selten. Nennenswerte Unterschiede in puncto Geschlecht und Alter der Patienten sowie Infarktlokalisation fanden sich nicht. Gleiches gilt für das Auftreten eines begleitenden Apoplexes, der in insgesamt 8 Fällen (0,3 %) beobachtet wurde.

3.2.8 Maßnahmen

Bei 295 der 2 537 Patienten wurden Reanimationsmaßnahmen eingeleitet, das sind 11,6 % (siehe Datenband II, Tab.9a-d). Am seltensten wurde die Reanimation mit 7,7 % bei Patienten mit Hinterwandinfarkt notwendig, in 8,7 % wurden Reanimationsmaßnahmen bei Erkrankten mit Vorderwandinfarkt eingeleitet, bei anderen Lokalisationen des Infarktes in 20,1 %.

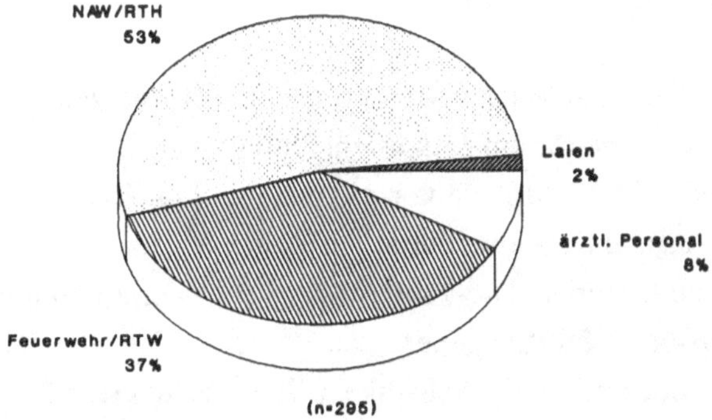

Bild 38 Reanimationsbeginn bei 295 Patienten auf dem NAW UKRV-C von 1978 bis 1991 unter 2 537 Patienten mit akutem Myokardinfarkt.

Eine vergleichende Darstellung der Initiatoren von Wiederbelebungsmaßnahmen zeigt, daß der überwiegende Anteil dieser Patienten in Anwesenheit des Notarztes eingeleitet wurden, wenn es dazu kam, die Diagnose eines Infarktes zu stellen (siehe Datenband II, Tab.9e). In den meisten Fällen (10,6 %) wurden definitive Wiederbelebungsmaßnahmen unter manueller Herzdruckmassage durchgeführt. Auf den Einsatz der maschinellen Herzdruckmassage wurde verzichtet. Die Intubationsrate lag insgesamt bei 16,8 %. Sie war bei Patienten mit Hinterwandinfarkt mit 10,3 % deutlich geringer als bei Vorderwandinfarkt mit 14,5 %. Am höchsten war sie mit 27,5 % bei Patienten mit anderen Lokalisationen des Herzinfarktes. Dementsprechend lag die Frequenz der maschinellen Beatmung mit 15,9 % und die der manuellen Beatmung mit 16,2 % nur knapp darunter. Bei Hinterwandinfarkt wurde in 10,1 % der Fälle maschinell und manuell beatmet, bei Vorderwandinfarkt in 14,2 % bzw. 13,9 % und bei anderen Lokalisationen in 24,9 % bzw. 26,3 % der Fälle. 81,1 % der Patienten erhielten eine Sauerstoffinsufflation. Hierin unterschieden sich alle drei Diagnosen nur unbedeutend.

In 97,6 % aller Fälle wurde ein Elektrokardiogramm durchgeführt. Bei allen drei Infarktdiagnosen war dieser Wert in etwa gleich. Es kann von einer hohen Trennschärfe der Lokalisationsdiagnostik ausgegangen werden. In Einzelfällen lagen entsprechende EKG-Ableitungen durch vorbehandelnde Ärzte bereits vor, so daß davon ausgegangen werden kann, daß sich die Bestimmung der Infarktlokalisation tatsächlich in erster Linie auf die Auswertung des Elektrokardiogramms bezog.

Die Defibrillationsrate lag insgesamt bei 10,8 %. Sie war mit 7,7 % bei Patienten mit Hinterwandinfarkt am geringsten. Patienten mit Vorderwandinfarkt wurden in 10,2 % defibrilliert und Patienten mit anderen Lokalisationen des Infarktes in 10,8 %. Diese Angabe liegt etwas über der Zahlenangabe für Kammerflimmern in den untersuchten Gruppen. Da den Dokumentationsformularen ein separates Feld für "Kardioversion" fehlt, gehen an dieser Stelle möglicherweise einige Kardioversionen mit in die Statistik ein. In 0,8%, das sind 21 Fälle, wurde versucht, einen transvenösen Herzschrittmacher einzuschwemmen, die häufigste hiervon betroffene Gruppe waren die Patienten mit Hinterwandinfarkt. Bei den genannten Maßnahmen gab es tendenziell keine besonderen longitudinalen Veränderungen.

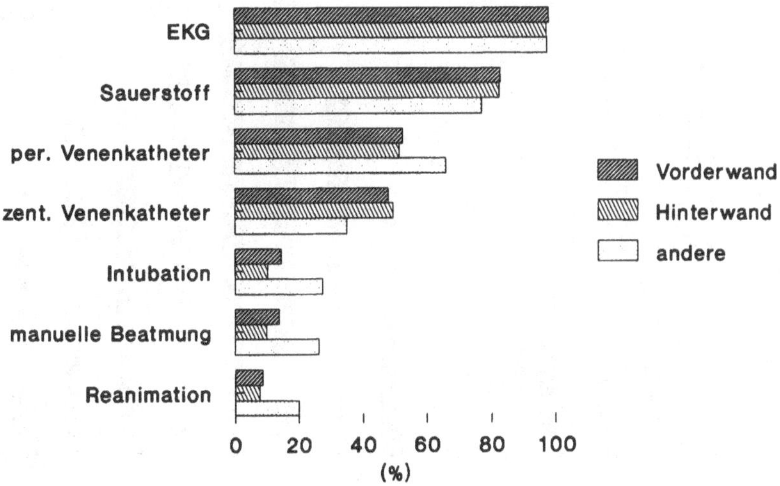

Bild 39 Maßnahmen auf dem NAW UKRV-C von 1978 bis 1991 bei 2 537 Patienten mit akutem Myokardinfarkt.

Fast alle Patienten mit akutem Myokardinfarkt erhielten Medikamente (98,7 %). In diesem Punkt gab es keine nennenswerte Unterschiede für die drei Diagnosen und über die untersuchten Jahre. Die Anwendung einzelner Medikamente oder Medikamentengruppen wird unter 3.2.9 ausführlich dargestellt.

Im Gegensatz zu anderen Maßnahmen haben sich die Gewohnheiten bezüglich zentraler und periphervenöser Zugänge allerdings deutlich geändert. 44,8 % aller Patienten erhielten einen zentralen Zugang, Anfang der 80er Jahre betrug dieser Anteil 20,9 %. Er stieg bis 1986 nach Einführung eines besonders leicht plazierbaren Kathetersystems auf 85,7 % an, um bis 1991 mit 53,9 % einen etwa gleich großen Anteil wie die der peripheren Zugänge zu erreichen. Patienten mit Vorderwandinfarkt erhielten in 48 % einen zentralvenösen Zugang, Patienten mit Hinterwandinfarkt in 49,5 % und Patienten mit anderen Lokalisationen des Herzinfarktes in 35,1 % der Fälle. Während am Anfang der 80er Jahre der Gebrauch peripherer Zugänge bei etwa 80 % lag, fiel er Mitte der 80er Jahre bis auf 13,5 % ab, um bis 1991 wieder auf 56,2 % anzusteigen. Patienten mit Hinterwandinfarkt erhielten in 51,5 % einen peripheren Zugang, Patienten mit Vorderwandinfarkt in 52,6 % und Patienten mit anderen Lokalisationen des Herzinfarktes in 66 %.

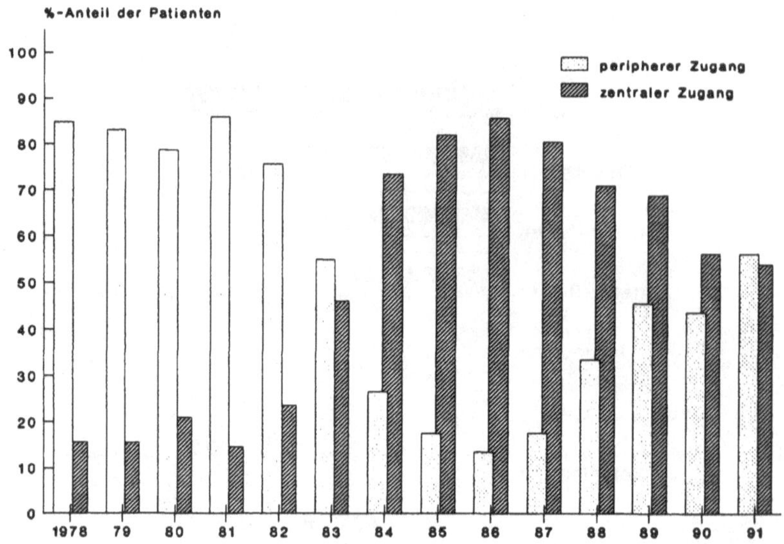

Bild 40 Peripherer und zentraler Zugang auf dem NAW UKRV-C von 1978 bis 1991 für 2 537 Patienten mit akutem Myokardinfarkt.

3.2.9 Medikamente

Wie unter 3.2.8 beschrieben, erhielten insgesamt 2 505 der 2 537 untersuchten Patienten Medikamente, das sind 98,7 % (Medikamente im einzelnen siehe Datenband II, Tab.10a-d). 57,4 % aller Patienten erhielten Nitroglyzerinspray, somit war dieses Medikament als Vorlastsenker das am häufigsten eingesetzte. Im Jahre 1981 wurde der Notarztwagen mit zwei Motorspritzenpumpen ausgerüstet, so daß auch eine Nitratdauertropfinfusion eingesetzt werden konnte. Dies geschah zunehmend im Verlauf der 80er Jahre und erreichte ab 1987 in etwa die Häufigkeit der oralen Nitroglyzeringabe. Insgesamt erhielten 28,3 %, in den letzten 3 Jahren der Untersuchung zwischen 57 % und 62,9 % der Patienten eine Dauertropfinfusion.

Nur 8,6 % der Patienten erhielten zur akuten Therapie den Calciumantagonisten Nifedipin. Die Gabe des Calciumantagonisten erreichte 1986 mit 42,9 % aller Patienten einen Höhepunkt und fiel parallel zur Zunahme der Nitratdauertropfinfusion auf einen Anteil von 7,9 % ab. Patienten mit Vorderwandinfarkt und Hinterwandinfarkt erhielten etwa gleich viele

Nitroglyzeringaben, 61,8 % bzw. 60,8 %, als Spray und als Dauertropfinfusion. Der Anteil der Dauertropfinfusion betrug hier 36,8 % bei Vorderwandinfarkt aber nur 32 % bei Hinterwandinfarkt. Calciumantagonisten wurden bei Vorderwandinfarkt in 12,7 %, bei Hinterwandinfarkt in 9,7 % angewendet. Patienten mit anderen Lokalisationen des Herzinfarktes erhielten dagegen nur in 47,6 % eine orale Nitratgabe, in 12,9 % eine Dauertropfinfusion und in 1,8 % einen Calciumantagonisten.

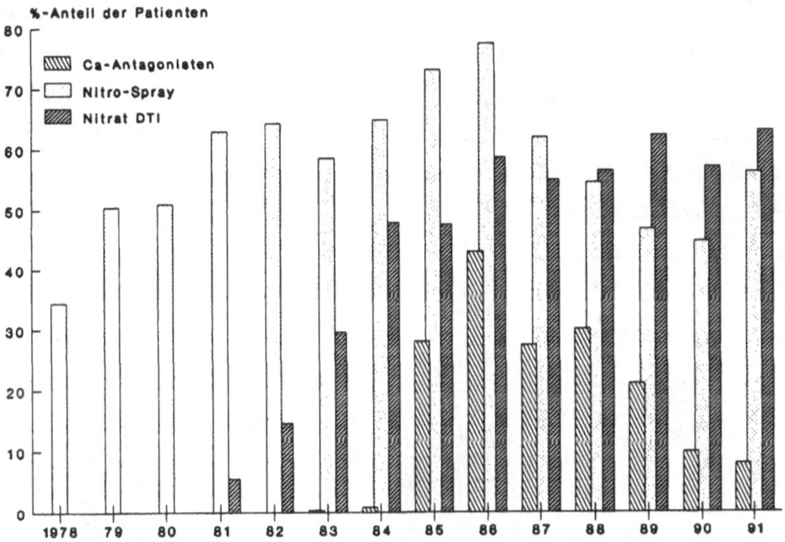

Bild 41 Einsatz von Nitraten und Calciumantagonisten auf dem NAW UKRV-C von 1978 bis 1991 für 2 537 Patienten mit akutem Myokardinfarkt.

Für die Analgosedierung wurden Morphinderivate verwendet, zur zentralen Wirkungsverstärkung oftmals kombiniert mit Neuroleptika und Sedativa. Insgesamt erhielten 1 541 der 2 537 Infarktpatienten Analgetika vom Morphintyp, das sind 60,7 %. Ende der 70er und zu Beginn der 80er Jahre wurde zumeist Pentazozin gegeben, das insgesamt 31 % aller Patienten erhielten. Mit Einführung des Buprenorphins auf dem Notarztwagen wurde dieses Medikament dann immer weniger verabreicht. Gegen Ende der 80er Jahre nahm dann der Einsatz von Pethidin, das ansonsten zur Infarkttherapie recht selten eingesetzt wurde, langsam zu. Insgesamt erhielten 27,7 % aller Patienten Buprenorphin und 3,5 % aller Patienten Pethidin. Bei Vorderwandinfarkt erhielten 60,9 % aller Patienten

Analgetika vom Morphintyp, bei Hinterwandinfarkt waren dies 65,2 %, bei Patienten mit anderen Infarktlokalisationen nur 55,3 %. In seltenen Fällen wurde als weiteres Analgetikum auch Fentanyl eingesetzt (0,7 %). Der Einsatz morphinartiger Analgetika nahm gegen Ende der 80er Jahre insgesamt ab, möglicherweise ursächlich verknüpft mit der Zunahme von Nitratgaben.

Zur zentralen Wirkungsverstärkung wurde in den meisten Fällen ein Neuroleptikum bei der Analgesie mitverwendet; bis auf wenige Ausnahmen handelte es sich hierbei um Triflupromazin. Dieses Neuroleptikum wurde bei 60,8% der Patienten eingesetzt, in 60,1 % bei Patienten mit Vorderwandinfarkt, in 65,7 % bei Patienten mit Hinterwandinfarkt und in 56 % bei Patienten mit anderen Herzinfarktlokalisationen. Diese Zahlen liegen in ähnlicher Größenordnung wie die Verwendung morphinartiger Analgetika insgesamt. Der Einsatz von Neuroleptika ging gegen Ende der 80er Jahre insgesamt zurück, da die Anwendung meist in Kombination mit einem Analgetikum erfolgte und diese seltener gegeben wurden.

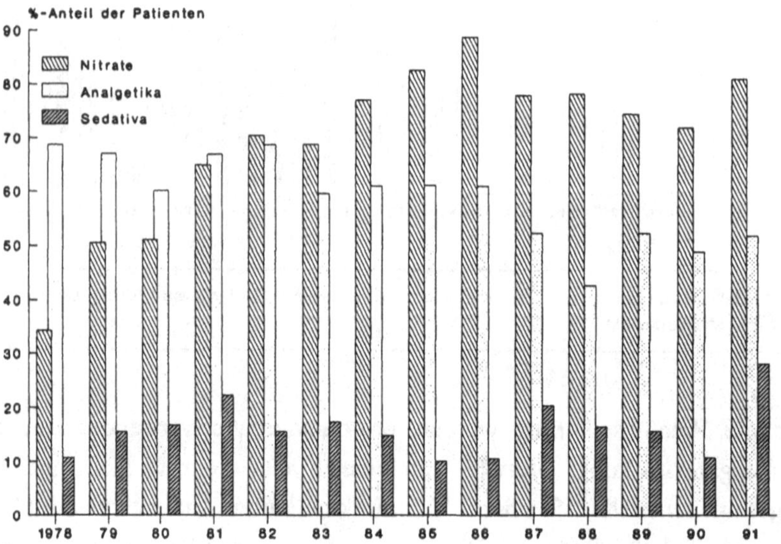

Bild 42 Einsatz von Analgetika vom Morphintyp, Sedativa und Nitraten auf dem NAW UKRV-C von 1978 bis 1991 für 2 537 Patienten mit akutem Myokardinfarkt.

In 400 Fällen (15,8 %) wurden Sedierungsmaßnahmen durchgeführt, zumeist mit den Benzodiazepinen Diazepam und Midazolam. Bei 12,4 % der Patienten mit

Hinterwandinfarkt, in 16 % der Patienten mit Vorderwandinfarkt und in 19,4 % der Patienten mit anderen Infarktlokalisationen wurden diese Medikamente ausschließlich intravenös verabreicht. Gegen Ende des Untersuchungszeitraumes wurden tendenziell relativ mehr Sedative eingesetzt, so daß der Rückgang der Opiatgaben auch hierdurch mit beeinflußt worden sein könnte.

Erst ab 1989 fanden Acetylsalicylsäure und Heparin Eingang in die Versorgung von Infarktpatienten auf dem Notarztwagen. Beide Medikamente wurden insgesamt sehr selten eingesetzt, Acetylsalicylsäure in 29 und Heparin in 61 von den 2 537 Fällen. Thrombolytische Substanzen wurden insgesamt in 163 Fällen seit 1983 verabreicht, das waren 6,4 %. An dieser Stelle sind aus den Tabellen nur routinemäßig behandelte Patienten zu entnehmen, die Daten zu der weiter unten beschriebenen Untersuchung zur Thrombolyse auf dem Notarztwagen wurden hier nicht berücksichtigt. Am häufigsten wurde Streptokinase eingesetzt (57 % aller Lysen), am zweithäufigsten APSAC (28 %). Am seltensten wurde rt-PA gegeben (15 %). 76 Patienten mit Vorderwandinfarkt wurden lysiert, 79 Patienten mit Hinterwandinfarkt und 8 Patienten mit anderer Lokalisation des Infarktes. 1990 konnten 28 % aller Patienten mit akutem Myokardinfarkt präklinisch lysiert werden, 1991 waren es 21 %.

31,8 % aller 2 537 Patienten wurden antiarrhythmisch behandelt. Dafür wurden Lidocain und Ajmalin am häufigsten verwendet. Andere Antiarrhythmika wurden nur in 3,7 % der Fälle eingesetzt. Patienten mit Vorderwandinfarkt wurden in 29,5% der Fälle antiarrhythmisch behandelt, Patienten mit Hinterwandinfarkt in 27,8% und Patienten mit anderen Lokalisationen des Infarktes in 39,6 %. Die antiarrhythmische Therapie wurde zumeist mit Lidocain durchgeführt, 28,4 % aller Infarktpatienten im Notarztwagen bekamen diese Medikation. Patienten mit Vorderwandinfarkt erhielten in 26,5 % der Fälle Lidocain, Patienten mit Hinterwandinfarkt in 25,8 % und Patienten mit anderen Infarktlokalisationen in 33,8 %. Eine Dauertropfinfusion wurde in 5,1 % der Fälle verwendet, am häufigsten war dies mit 6,9 % bei Patienten mit anderen Infarktlokalisationen der Fall, während dies nur in 3,4 % bei Vorderwandinfarkt und in 5,6 % bei Hinterwandinfarkt dokumentiert wurde. 12 Patienten erhielten insgesamt Ajmalin, das sind 0,5 % aller Patienten. Andere Antiarrhythmika wurden in 95 Fällen verwendet (3,7 %). Zu Beginn des Untersuchungszeitraumes lag der Anteil antiarrhythmisch behandelter Patienten bei über 30 %, gegen Ende um 20 %. Arrhythmieprophylaxe wurde im Untersuchungszeitraum nicht betrieben.

17,6 % aller Patienten erhielten Katecholamine, 8,2 % von ihnen Adrenalin, 4,8 % Dopamin als Bolus, 10 % eine Dopamin-Dauertropfinfusion und 1,3 % bekamen Dobutamin als Infusion. Patienten mit Vorderwandinfarkt erhielten in 13 % Katecholamine, am häufigsten wurden hier die Dopamin-Dauertropfinfusion eingesetzt. Patienten mit Hinterwandinfarkt bekamen in 18,6 % Katecholamine, am häufigsten ebenfalls als Dauertropfinfusion. Patienten mit anderen Infarktlokalisationen wurden in 22,6 % Katecholamine verabreicht, am häufigsten Adrenalin (13,1 %). Tendenziell hat der Einsatz von Katecholaminen im Laufe der Zeit leicht zugenommen.

15,1 % der 2 537 Patienten erhielten Atropin, am seltensten wurde dieses Medikament bei Vorderwandinfarkt eingesetzt (7,9 %), bei Hinterwandinfarkt in 18,9 % und bei Patienten mit anderen Infarktlokalisationen in 20,1 % der Fälle.

21,6 % aller Patienten bekamen Diuretika, bei Vorderwandinfarkt 18,9 %, bei Hinterwandinfarkt in 11,1 % und bei anderen Lokalisationen in 37,4 %. Dies entsprach der Abfolge der Häufigkeiten von Linksherzinsuffizienz und Lungenödem bei den genannten Diagnosen. Die diuretische Medikation wurde in 21,1 % der Fälle mit Furosemid durchgeführt, am seltensten bei Patienten mit Hinterwandinfarkt (10,9 %), in 18,4 % bei Patienten mit Vorderwandinfarkt und in 36,6 % bei anderen Infarktlokalisationen. Anfang der 80er Jahre wurden Diuretika wesentlich häufiger eingesetzt als zum Ende der Untersuchung hin. Der Einsatz dieser Medikamente fiel von fast 40 % 1979 auf unter 10 % ab.

Bis Mitte der 80er Jahre wurde auch bei Akutfällen Spironolacton eingesetzt, das anteilig 8,8 % aller Patienten verabreicht wurde, aber heute keine Rolle mehr spielt. Dieses Medikament wurde hauptsächlich bei Patienten mit anderen Infarktlokalisationen eingesetzt.

In 44,9 % der Fälle wurden "weitere Medikamente" verwendet, die aufgrund ihrer Vielzahl nicht näher unterschieden wurden. Dies war insbesondere von 1979 bis 1984 zu beobachten, wo bis zu 69,5 % der Patienten "weitere Medikamente" erhielten, 1991 waren es nur noch 23,6 %; es hat sich somit eine Art Standardtherapie herauskristallisiert, Polypragmasie wurde wesentlich seltener.

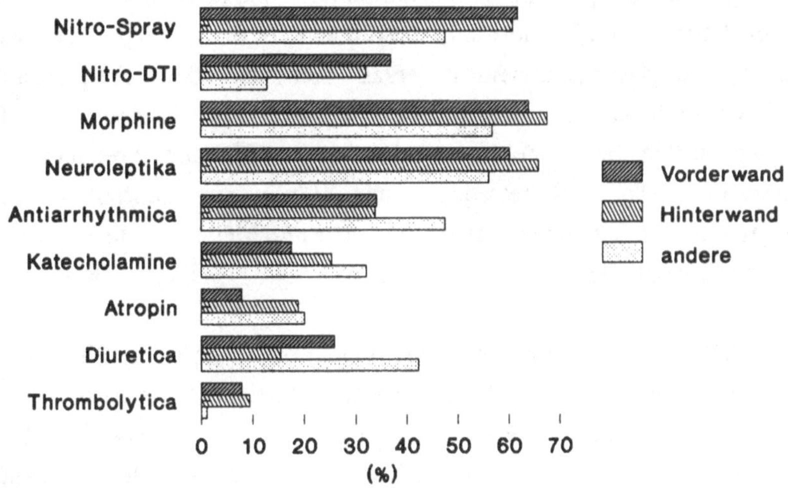

Bild 43 Wesentliche Medikamente auf dem NAW UKRV-C von 1978 bis 1991 für 2 537 Patienten mit akutem Myokardinfarkt.

3.2.10 Puls-/Blutdruckverhalten

Bei 2 304 der 2 537 Patienten konnte eine erste Pulsmessung dokumentiert werden, bei 1 065 Patienten auch eine zweite. Bei 873 Patienten war es möglich, beide Angaben für die Errechnung der Differenz aus der Notarzteinsatzdokumentation zu entnehmen (siehe Datenband II, Tab.14a-e).

66,1 % der 2 304 Patienten waren normfrequent, 10 % bradycard und 24 % tachycard. 4,6 % aller Patienten mit Vorderwandinfarkt waren bradycard, 15,9 % der Patienten mit Hinterwandinfarkt waren bradycard und 10 % der Patienten mit anderer Infarktlokalisation wiesen eine Herzfrequenz von unter 60/min auf. Eine Tachycardie zeigte sich bei insgesamt 24 % der Patienten, 15 % der Patienten mit Hinterwandinfarkt waren tachycard, 25 % der Patienten mit Vorderwandinfarkt und 33,9 % der Patienten mit anderen Infarktlokalisationen. Im Mittel lag die Herzfrequenz bei 89/min, bei Patienten mit Hinterwandinfarkt 81/min, bei Patienten mit Vorderwandinfarkt bei 92/min und bei anderen Infarktlokalisationen 94,2/min. Bei der zweiten Messung waren insgesamt nur noch 6,5 % der Patienten bradycard, aber der Anteil tachycarder Patienten war auf

30,3 % angestiegen. Parallel dazu fiel der Anteil bradycarder Patienten auf 6,5 % ab. Tendenziell stieg die Herzfrequenz im Mittel zwischen erster und zweiter Messung in den Gruppen bei Hinterwandinfarkt und anderer Lokalisation an, und fiel bei Patienten mit Vorderwandinfarkt leicht ab. Bei der Signifikanzprüfung mit dem Wilcoxon-Rangsummentest ergab sich für den Frequenzabfall bei Vorderwandinfarkt keine Signifikanz ($p<0{,}2564$), ebenso wie für den Frequenzanstieg bei anderen Lokalisationen. Für den Frequenzanstieg bei Hinterwandinfarkt (Ruhefrequenz mit 81/min am niedrigsten) ergab sich andererseits eine Signifikanz ($p<0{,}001$). Über alle Messungen ließ sich Signifikanz ermitteln ($p<0{,}0204$).

Bei 2 227 der 2 537 Patienten war eine erste systolische Blutdruckmessung dokumentiert worden, bei 1 111 eine zweite und bei 881 konnte eine Differenz aus beiden Werten errechnet werden (siehe Datenband II, Tab.12a-e). 51,5 % waren normotensiv, 12,7 % waren hypotensiv, 10,2 % der Patienten mit Vorderwandinfarkt, 17,3 % der Patienten mit Hinterwandinfarkt, und 10,2 % bei Infarkten anderer Lokalisation. 35,9 % der Patienten waren hypertensiv, 37 % bei Vorderwandinfarkt, 29 % bei Hinterwandinfarkt und 43,4 % bei Infarkten anderer Lokalisation. Bei der zweiten Messung betrug der Anteil hypertensiver Patienten 22,1 %, bei Vorderwandinfarkt 19,3 %, bei Hinterwandinfarkt 19,9 % und bei Infarkten anderer Lokalisation 29,7 %. Der Anteil hypotensiver Patienten war mit 14,8 % etwas größer als bei der ersten Messung, bei Vorderwandinfarkt 13,8 %, bei Hinterwandinfarkt 13,9 % und bei Infarkten mit anderen Lokalisationen 17,6%. Bei Auswertung der Differenz zwischen erster und zweiter Messung bei 881 Patienten wurde ein Abfall des Blutdrucks um im Mittel 15,7 mmHg registriert. Bei Patienten mit Vorderwandinfarkt fiel der systolische Blutdruck im Mittel um 18,6 mmHg, bei Hinterwandinfarkt um 8,7 mmHg und bei Patienten mit anderen Infarktlokalisationen um 23 mmHg. Für alle Infarktlokalisationen war der Abfall des systolischen Blutdruckes signifikant ($p<0{,}0001$).

Bei 2 095 Patienten konnte eine diastolische Blutdruckmessung erfaßt werden, bei 1 050 eine zweite und bei 808 Patienten konnte eine Differenz errechnet werden (siehe Datenband II, Tab.13a-e). Der diastolische Blutdruck war in 21,2 % bei der ersten Messung und in 13 % bei der zweiten Messung über 90 mmHg erhöht. Bei Vorderwandinfarkt lag der diastolische Blutdruck bei der ersten Messung in 22 % über 90 mmHg, bei Hinterwandinfarkt in 15,4 % und bei anderen Lokalisationen in 28,1 % der Fälle. Ein erhöhter diastolischer Blutdruck lag bei der zweiten Messung in 14,5 % aller Patienten mit Vorderwandinfarkt vor, in 9,7 % der

Patienten mit Hinterwandinfarkt und in 15,2 % bei anderen Infarktlokalisationen. Bei 808 Patienten konnte die Differenz zwischen der ersten und der zweiten Messung berechnet werden. Im Mittel fiel der diastolische Blutdruck um 7,1 mmHg ab, am geringsten bei Hinterwandinfarkt (-3,6 mmHg), am stärksten bei anderen Infarktlokalisationen (-12,2 mmHg) und bei Patienten mit Vorderwandinfarkt um 8,1 mmHg. Für den diastolischen Blutdruckabfall bei Hinterwandinfarkt ($p < 0,0027$) ließ sich Signifikanz auf niedrigem Niveau feststellen, bei allen anderen Lokalisationen war $p < 0,001$.

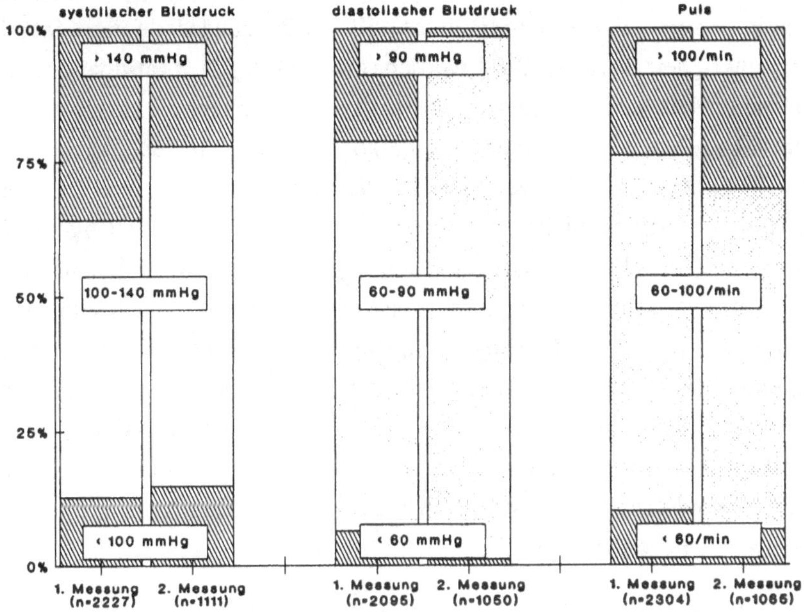

Bild 44 Puls-/Blutdruckverhalten bei Myokardinfarkt.

3.2.11 Einsatzbeurteilung

Insgesamt wurde bei 2 526 der 2 537 Infarktpatienten eine Einsatzbeurteilung vorgenommen. In 8,6 % wurde eine primär erfolgreiche, in 2,9 % eine erfolglose Reanimation dokumentiert. Die Beherrschung eines inkompletten Ausfalles von Vitalfunktionen erfolgte in 4,9 % der Fälle; 83,1 % aller Infarktpatienten wurden als vital gefährdet eingeschätzt. Insgesamt wurden 99,5 % der Patienten als lebensbedrohlich erkrankt eingeschätzt.

3.3 Stationäre Bezugsgruppen

Zur Verfolgung der Periodizitäten, die unter 3.1 und 3.2 gezeigt wurden, erschien mir die Bezugnahme auf stationäre Patienten notwendig.

Eine Intensivpflegestation, aus der das heutige Reanimationszentrum der Medizinischen Klinik und Poliklinik in unserem Hause hervorging, existierte seit 1957. Bis 1970 war es nicht üblich, Patienten mit akutem Myokardinfarkt auf die Intensivstation zu verlegen. Sie befanden sich auf einer Akutstation im Hause wie noch in den späten 60er Jahren üblich und wurden zunächst nur bei Störungen der Vitalfunktionen verlegt. 1969 wurden die ersten 17 Infarktpatienten auf die Intensivstation der I. Medizinischen Klinik übernommen, die sich durch besondere Komplikationen auszeichneten; daher konnte die Untersuchung erst in diesem Jahr beginnen. Ab 1970 wurden alle Infarktpatienten ins Reanimationszentrum übernommen (persönliche Mitteilung Dr. Schirop). Von 1969 bis 1991 wurden insgesamt 27 472 Patienten auf der Intensivstation behandelt (siehe Datenband III, Tab.1b). Die größte anteilige Gruppe war in diesem Zeitraum mit 11 295 Patienten (41,1 %) die der exogen Intoxikierten. Im selben Zeitraum wurden 4 671 Patienten mit akutem Myokardinfarkt behandelt, das sind 17 % aller Patienten. Von Interesse war noch eine andere - kleinere - Gruppe von Patienten (die ohne Vitalfunktion zur Aufnahme kamen), sogenannte Toteinlieferungen, bezüglich ihrer periodischen Aufnahmezeiten. Die Toteinlieferungen erfolgten zumeist infolge plötzlichen Herztodes.

3.3.1 Alter, Geschlecht und Diagnosen bei stationären Patienten mit akutem Myokardinfarkt von 1969 - 1991

Von den insgesamt 4 671 Patienten hatten 1 925 (41,2 %) einen Vorderwandinfarkt, 1 838 (39,3 %) einen Hinterwandinfarkt und 908 (19,4 %) einen enzymatischen Infarkt (siehe Datenband III, Tab.1a, 2a-c). Im zeitlichen Verlauf kam es Anfang der 70er Jahre zu einer Zunahme der Personen mit enzymatischem Infarkt, die sich tendenziell bis zum Beginn der 90er Jahre fortsetzte, während das Verhältnis zwischen Patienten mit Vorderwandinfarkt und Patienten mit Hinterwandinfarkt in etwa gleich blieb.

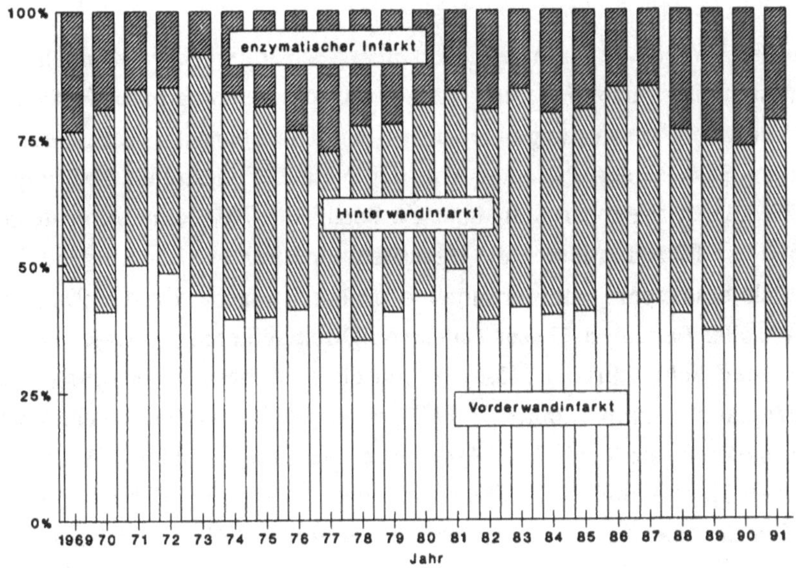

Bild 45 Infarktlokalisation bei 4 671 Patienten von 1969 bis 1991.

Das Geschlechtsverhältnis betrug 1:2,31 (zum Vergleich Berliner Gesamtbevölkerung 1:0,87) und war noch deutlich stärker in Richtung der Männer verschoben als das Geschlechtsverhältnis der gesamten Patientenklientel der Intensivstation (1:1,64). Am größten war der Anteil der Männer bei Hinterwandinfarkt (1:2,54). Der Anteil der Frauen war bei enzymatischem Myokardinfarkt unter allen Diagnosen am größten (1:1,95).

Die Patienten waren im Durchschnitt 62,7 Jahre alt (Median 64 Jahre), die Männer 60,2 Jahre (Median 60 Jahre), die Frauen 68,6 Jahre (Median 70 Jahre). Die Altersdifferenz bei Vorderwandinfarkt betrug im Median 10 Jahre (Männer 59 Jahre, Frauen 69 Jahre) und bei Hinterwandinfarkt 11 Jahre (Männer 58 Jahre, Frauen 69 Jahre). Bei enzymatischem Infarkt waren die Patienten im Median insgesamt 8 Jahre älter (Männer und Frauen insgesamt 70 Jahre). Mit einem Median von 75 Jahren war die Gruppe der Frauen mit enzymatischem Myokardinfarkt die älteste (Mittelwert 73,1 Jahre).Die Gruppe der Männer mit Hinterwandinfarkt war die jüngste mit 58 Jahren (Mittelwert 58,8 Jahre). Die jüngste Patientin war eine 16jährige, deren Infarkt allerdings durch eine Embolisation von einem Vorhofmyxom ausgelöst wurde.

3.3.2 Aufnahmeweg auf die Intensivstation bei Myokardinfarkt

Um zu erfahren, wie Patienten mit akutem Myokardinfarkt vor Aufnahme auf eine Intensivstation versorgt waren, wurde der Übernahmeweg unter Berücksichtigung der zeitlichen Entwicklung untersucht (siehe Datenband III, Tab.3a-e). Insgesamt wurden 35,6 % der Patienten von der Notaufnahmestation übernommen und 27,2% kamen direkt zur Aufnahme. Zu Beginn der 70er Jahre erreichte der größte Anteil von Infarktpatienten die Intensivstation direkt, d. h. mit irgendeinem nicht ärztlich besetztem Transportmittel oder durch eigene Kraft. 1974 waren dies 90,4% aller Patienten. Dieser Anteil von Direktaufnahmen hat sich bis zu Beginn der 90er Jahre bis auf 3,4 % reduziert, während Verlegungen aus der Notaufnahmestation von 1,8 % 1973 bis auf 44 % 1991 anstiegen. Verlegungen von anderen medizinischen Abteilungen (andere Kliniken, Abteilungen des eigenen Hauses und Übernahmen aus dem Herzkatheterlabor) spielten bis zu Beginn der 80er Jahre zahlenmäßig keine große Rolle. Ihr relativer Anteil lag zwischen 6 und 29 %. Ab 1984 kam es zu einer erheblichen Zunahme von verlegten Patienten, was auf eine gewisse Schwerpunktfunktion der Klinik hindeutet. Seit 1978 (der Notarztwagen des Hauses wurde 1977 in Dienst gestellt) wird ein erstaunlich kleiner Anteil der Patienten von Notarztwagen übernommen. Nur 270 von 4 671 Patienten kamen von 1969 bis 1991 direkt mit dem Notarztwagen ins Reanimationszentrum, das sind 5,8 %. Zu Beginn der 90er Jahre hat sich der relative Anteil bis auf 21,8 % erhöht. Für Aufnahmen aus dem Notarztwagen gab es bezüglich der unterschiedlichen Diagnosen, Vorderwandinfarkt, Hinterwandinfarkt und enzymatischer Infarkt, keine nennenswerten Unterschiede; gleiches gilt für die Direktaufnahmen. Unter den Patienten, die aus dem Herzkatheterlabor verlegt wurden, wurde ein erheblicher Anteil dorthin mit dem Notarztwagen gebracht.

Bei Patienten mit enzymatischem Myokardinfarkt ist der Anteil der Verlegungen aus der Aufnahmestation mit 56,8 % am höchsten, der der Verlegungen aus anderen Abteilungen mit 11,6 % am geringsten. Dies ist auf den geringen Anteil von Verlegungen aus dem Herzkatheterlabor bei enzymatischem Myokardinfarkt zurückzuführen, bei anderen Infarktarten ist dieser Aufnahmeweg wesentlich häufiger.

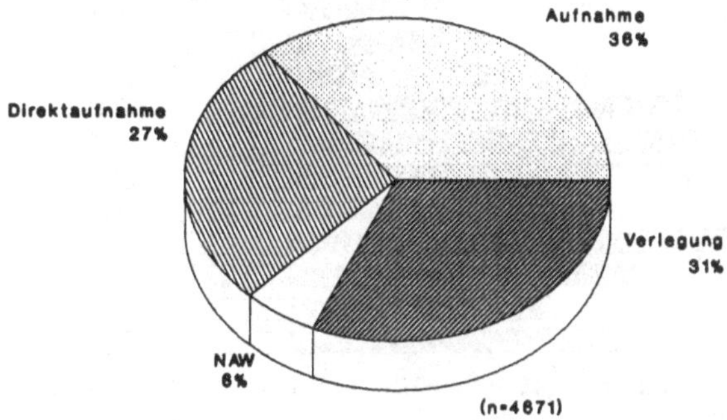

Bild 46 Übernahmeweg von 4 671 Infarktpatienten auf die Intensivstation.

Da 27,2 % der Patienten ohne ärztliche Begleitung direkt aufgenommen und die größte Gruppe mit 35,6 % aus der Notaufnahmestation übernommen wurden, wurde das Patientenklientel der Aufnahmestation ebenfalls unter Berücksichtigung des Aufnahmeweges untersucht (siehe Datenband III, Tab.3e). Von 1978 bis 1991 wurden insgesamt 1 590 Patienten mit Myokardinfarkt seit Indienststellung des Notarztwagens von der Notaufnahmestation auf die Intensivstation verlegt. Von 1 090 dieser Patienten konnte der Weg in die Notaufnahmestation rekonstruiert werden. 5,9 % wurden mit dem Notarztwagen, d. h. in ärztlicher Begleitung, aufgenommen. Alle anderen Patienten kamen ohne ärztliche Begleitung zur Aufnahme. 31 % der Männer und 38 % der Frauen kamen mit einem Rettungswagen. 23 % der Männer und 40 % der Frauen mit einem privaten Krankentransport, der für Notfallpatienten wenig geeignet ist. 38% der Männer und 24 % der Frauen kamen ohne Transportmittel, d. h. aus eigener Kraft zur Aufnahme. Zusammenfassend muß festgestellt werden, daß 27,2% der Patienten der Intensivstation und 94,2 % der Notaufnahmestation ohne ärztliche Begleitung zur Aufnahme kamen. Die Notaufnahmestation ist der Intensivstation nur zeitlich vorgeschaltet, der Anteil unversorgter Patienten bei Aufnahme ist etwa ebenso groß wie auf der Intensivstation bis Mitte der 70er Jahre.

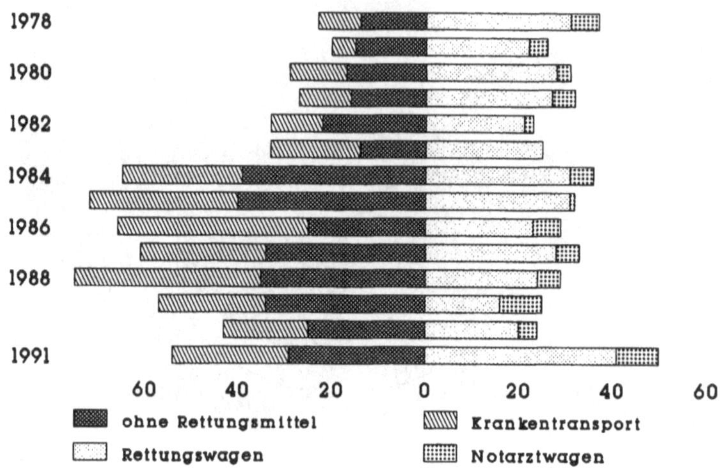

Bild 47 Transportart von 1 090 Infarktpatienten in die Notaufnahmestation.

3.3.3 Aufnahmezeitpunkt

Für jede stationäre Aufnahme wurde diagnosen- und altersgruppenbezogen der Zeitpunkt der Aufnahme erfaßt und, um Periodizitäten darzustellen, nach Monat, Tag und Stunde absolut und relativ ausgewertet (siehe Datenband III, Tab.5a1-c). Bei der Auswertung der Monate wurde zusätzlich die Anzahl der Einlieferungen pro Tag je Monat und die Abweichung pro Tag vom Jahresdurchschnitt errechnet.

Pro Tag je Monat wurden insgesamt 12,8 Aufnahmen erwartet, bei Vorderwandinfarkt 5,3, bei Hinterwandinfarkt 5 und bei enzymatischem Infarkt 2,5. Wie schon unter 3.1 gefunden, ergaben sich auch bei stationären Aufnahmen auf der Intensivstation eine Häufung in den Wintermonaten und ein Tief im Juli und im August.

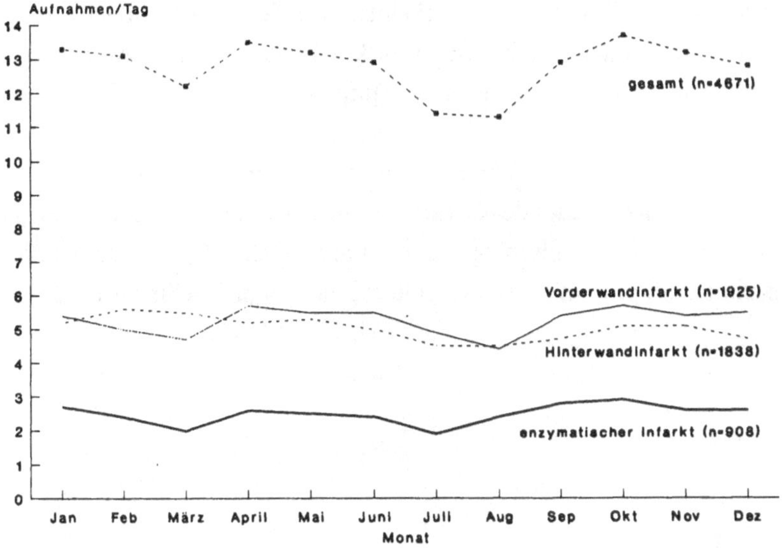

Bild 48 Anzahl der Aufnahmen pro Tag je Monat bei 4 671 Patienten mit Myokardinfarkt.

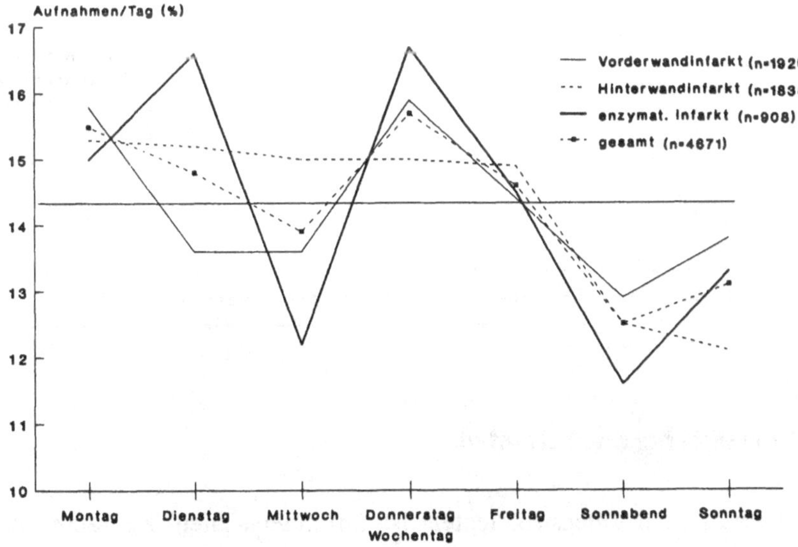

Bild 49 Anzahl der Aufnahmen pro Wochentag bei 4 671 Patienten mit Myokardinfarkt.

Bei der Auswertung nach Wochentagen wurden im Mittel 14,3 % der Aufnahmen pro Tag erwartet. Wie schon im präklinischen Teil I der Untersuchung gezeigt werden konnte, fanden sich bei den Infarktpatienten weniger Aufnahmen an den Wochenenden und mehr zum Wochenbeginn.

Bei der Auswertung der circadianen Unterschiede wurden 4,16 % aller Aufnahmen in jeder Stunde erwartet. Auch an dieser Stelle fand sich eine circadiane Periodizität, allerdings kam ein abendlicher Gipfel der Aufnahmen im Unterschied zum präklinischen der Untersuchung von 20 Uhr bis 0 Uhr deutlicher heraus.

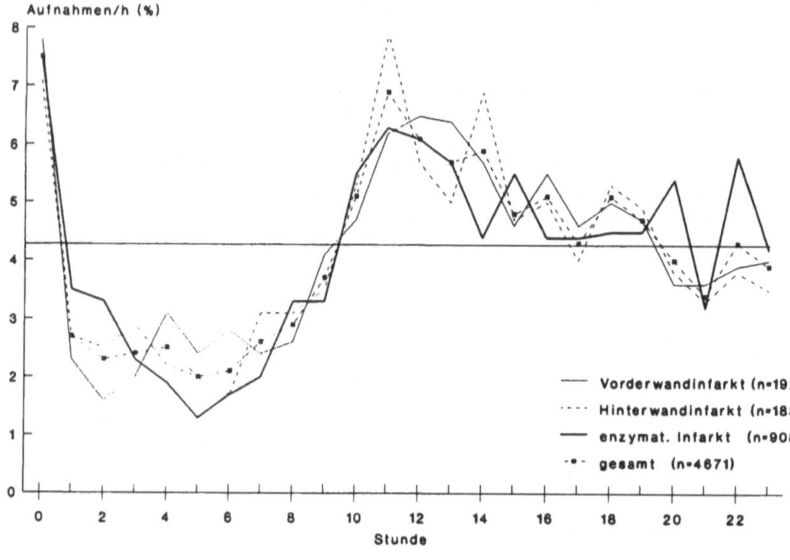

Bild 50 Anzahl der Aufnahmen pro Stunde unter 4 671 Patienten mit Myokardinfarkt.

3.3.4 Letalität bei Myokardinfarkt

Die Letalität bei Intensivpatienten ist im untersuchten Zeitraum insgesamt deutlich zurückgegangen. Besonders erfreulich reduzierte sich die Sterblichkeit bei Patienten mit akutem Myokardinfarkt (siehe Datenband III, Tab.4a-d, 1b). Zu Beginn der Versorgung von Infarktpatienten auf der Intensivstation wurden schwerpunktmäßig Patienten mit Komplikationen nach Verlegung behandelt. Seit Beginn der 70er Jahre wurden alle Infarktpatienten auf der Intensivstation behandelt, die Letalität während dieser Phase lag zwischen 40 und 50 %, konsolidierte sich im Laufe des Jahrzehnts auf Werte zwischen 20 und 30 % und fiel bis zum Ende des Untersuchungszeitraumes auf unter 10 % ab.

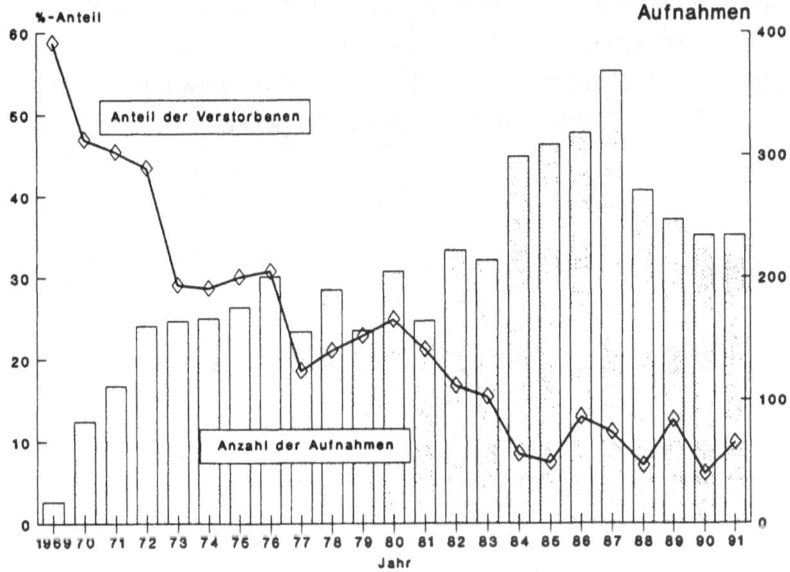

Bild 51 Anzahl der Aufnahmen (n = 4 671) und Verstorbene (n = 859), akuter Myokardinfarkt.

Insgesamt verstarben im untersuchten Zeitraum 859 Patienten (18,8 %), bei Vorderwandinfarkt 18,5 %, bei Hinterwandinfarkt 14,5 % und bei enzymatischem Infarkt 25,9 %. Die höchste Sterblichkeit wies die Altersgruppe der über 80jährigen mit 36,6 % auf, die niedrigste die der unter 50jährigen. Bei über 80jährigen mit Vorderwandinfarkt betrug die Letalität sogar 44,7 %. Bei Vorderwandinfarkt verstarben 16,1 % der Männer und 24,1 % der Frauen. Bei Hinterwandinfarkt verstarben 11,8 % der Männer und mit 21,6 % fast doppelt so viele Frauen. Bei enzymatischem Infarkt lagen beide mit 26,3 % bzw. 25,1 % in der gleichen Größenordnung.

3.3.5 Liegezeit und Dauer bis zum Tod bei Myokardinfarkt

Im Verlauf des Untersuchungszeitraumes traten tödliche Komplikationen bei 895 der 4 671 Patienten auf der Intensivstation auf (siehe Datenband III, Tab.7a-c). Nach einer Stunde waren 4,8 % der Patienten mit Vorderwandinfarkt, 6,7 % der

Patienten mit Hinterwandinfarkt, aber schon 14,5 % der Patienten mit enzymatischem Myokardinfarkt verstorben. Nach 6 Stunden waren 19,3 % der Patienten mit Vorderwandinfarkt, 21,3 % der Patienten mit Hinterwandinfarkt, aber schon 29,4 % der Patienten mit enzymatischem Myokardinfarkt verstorben. Innerhalb von 48 Stunden waren 49,9 % aller Patienten ad exitum gekommen, 46,2% bei Vorderwandinfarkt, 50,2 bei Hinterwandinfarkt und 55,3 % bei enzymatischem Myokardinfarkt. Innerhalb von 3 Wochen waren kumulativ 95,8 % verstorben. Fast die Hälfte aller Todesfälle traten innerhalb der ersten 48 Stunden auf.

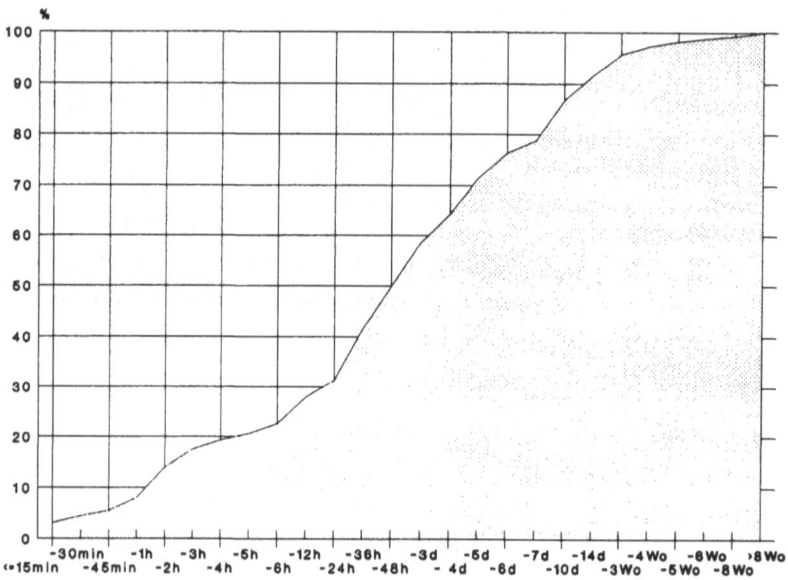

Bild 52 Kumulativer Todeszeitpunkt bei 859 Verstorbenen von 1969 bis 1991.

Während des Untersuchungszeitraumes kam es neben dem Rückgang der Letalität auch zu einem deutlichen Rückgang der Liegedauer auf der Intensivstation bei den anderen Patienten ohne tödliche Komplikationen (siehe Datenband III, Tab.8). Anfang der 70er Jahre betrug die Liegedauer noch 11 bis 14 Tage im Median (im Mittel 9,8 bis 11,9 Tage). Gegen Ende des Untersuchungszeitraumes 1990 und 1991 fiel sie auf im Mittel 4,8 bis 5,8 Tage ab (Median 3 und 4 Tage).

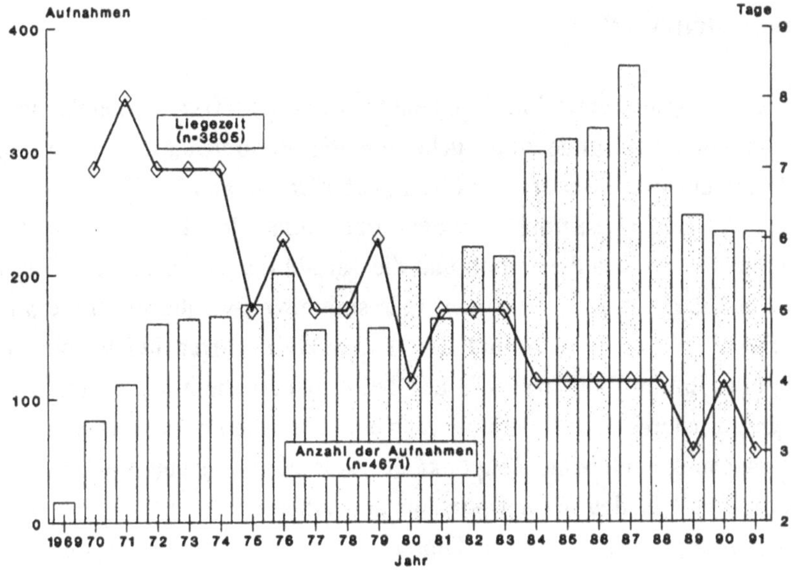

Bild 53 Liegezeit und Dauer bis zur Verlegung von 3 812 Patienten mit akutem Myokardinfarkt.

3.3.6 Zeitpunkt des Versterbens bei Myokardinfarkt und Zeitpunkt von Toteinlieferungen

Für jeden verstorbenen Infarktpatienten wurde der Todeszeitpunkt nach Monat, Wochentag und Stunde untersucht, um die Periodizitäten der vorangehenden Teile dieser Arbeit weiterzuverfolgen (siehe Datenband III, Tab.6a1-c). Es wurde diagnosen- und altersgruppenbezogen der Monat des Todes, der Anteil an der jeweiligen Gesamtzahl ermittelt und die Anzahl der Todesfälle pro Tag je Monat errechnet und mit dem erwarteten Jahresmittelwert verglichen. Insgesamt wurden im Tagesdurchschnitt je Monat 2,35 Todesfälle erwartet, bei Vorderwandinfarkt 0,98, bei Hinterwandinfarkt 0,73 und bei enzymatischem Myokardinfarkt 0,64. In der graphischen Darstellung findet sich eine ähnliche Periodizität wie im Teil I der Untersuchung und beim Zeitpunkt der Aufnahme gezeigt werden konnte. Mit einem Gipfel in den Wintermonaten und einem Tiefstand im Juli und August. Daneben zeigt sich ein zweiter Gipfel im Mai. Zur Prüfung auf Gleichverteilung der untersuchten Klassen und Diagnosen wurde der Chi-Quadrat-Anpassungstest auf Gleichverteilung angewandt. In Anbetracht der geringeren Fallzahl als im Untersuchungsteil I betrachtet, konnte statistisch eine Nichtgleichverteilung nur für Männer gefunden werden ($p < 0,05$).

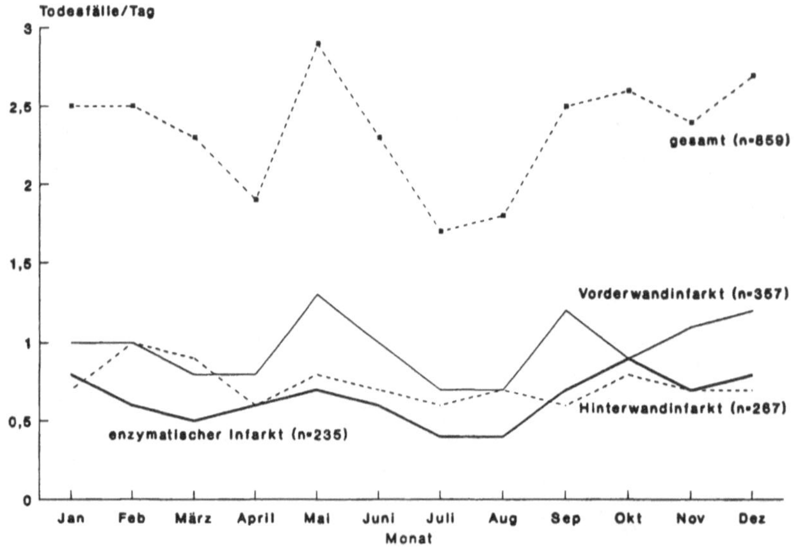

Bild 54 Anzahl der Todesfälle pro Tag je Monat bei 859 Infarkttoten von 1969 bis 1991.

Bei der Auswertung nach Wochentagen wurden pro Tag 14,3 % der Todesfälle erwartet. Bei der graphischen Darstellung zeigte sich insgesamt eine Periodizität. Am Wochenende starben weniger Patienten als erwartet; dies entspricht dem Wochenprofil des Aufnahmezeitpunktes. Gleiches gilt für die größere Anzahl von Verstorbenen als erwartet zu Wochenbeginn. Bei Prüfung mit dem Chi-Quadrat-Anpassungstest auf Gleichverteilung ergab sich insgesamt eine knappe Signifikanz ($p < 0{,}05$), die durch den circadianen Verlauf bei enzymatischem Infarkt ($p < 0{,}001$) und bei Männern ($p < 0{,}001$) geprägt wurde.

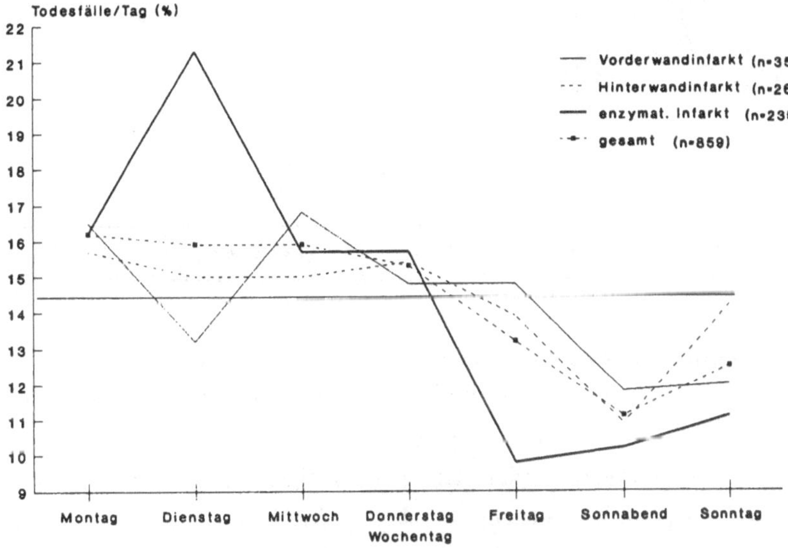

Bild 55 Anzahl der Todesfälle pro Wochentag bei 859 Infarkttoten von 1969 bis 1991.

Bei Untersuchung des Tagesganges der Todeszeitpunkte fand sich eine deutliche Periodizität. Bei Gleichverteilung würde man in jeder Stunde 4,3 % aller Todesfälle erwarten. Insgesamt zeigte sich ein deutlicher zweigipfliger Verlauf mit Betonung des späten Vormittages zwischen 11 und 12 Uhr und einem noch wesentlich größeren Gipfel zwischen 18 und 22 Uhr. Dies entspricht in etwa dem circadianen Profil des Aufnahmezeitpunktes mit Ausnahme des hier fehlenden mitternächtlichen Gipfels. Bei Prüfung mit dem Chi-Quadrat-Anpassungstest auf Gleichverteilung fand sich insgesamt keine Gleichverteilung ($p < 0{,}001$). Dies war vor allem auf den Todeszeitpunkt bei enzymatischem Infarkt und bei Männern zurückzuführen.

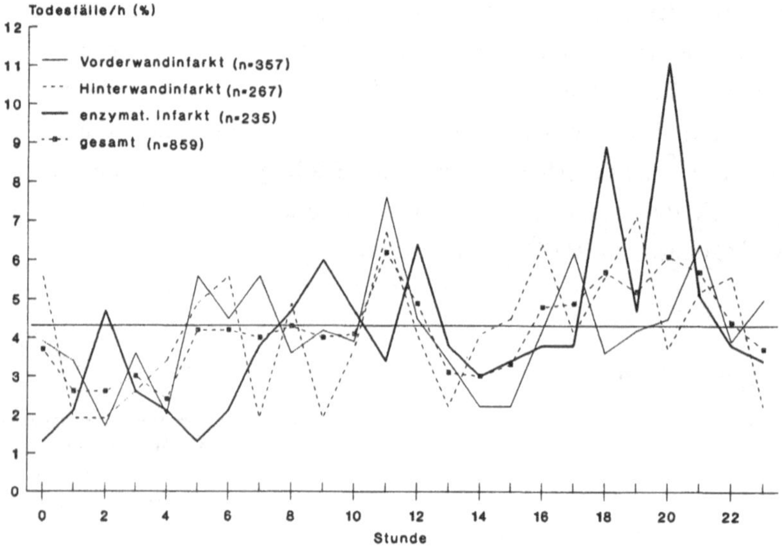

Bild 56 Anzahl der Todesfälle pro Stunde bei 859 Infarkttoten von 1969 bis 1991.

Vor Einführung einer ausreichenden Anzahl von Notarztwagen in Berlin und nach Ausbildung von Feuerwehrbeamten in Wiederbelebungsmaßnahmen gab es insgesamt 1 316 Patienten, die als sogenannte Toteinlieferungen auf die Intensivstation gebracht wurden. Bei ihnen konnte ärztlicherseits zwar nur noch der Tod festgestellt werden, er lag jedoch so kurz zurück, daß die Feuerwehrbeamten Wiederbelebungsmaßnahmen eingeleitet hatten (siehe Datenband III, Tab.6d und 7d). Bei Untersuchung des Aufnahmezeitpunktes dieser Bezugsgruppe findet sich ebenfalls eine circadiane Periodizität, die in der graphischen Darstellung einen zweigipfligen Verlauf zeigt, bei dem zwischen 8 Uhr und 21 Uhr mehr Toteinlieferungen auf die Intensivstation kamen, als im Mittel mit 4,3 % erwartet wurden. Zwischen 22 Uhr und 7 Uhr sank diese Zahl deutlich ab.

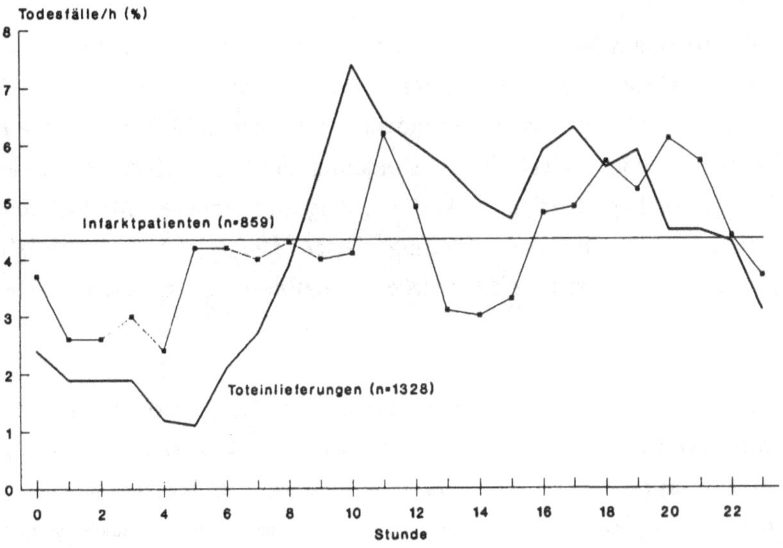

Bild 57 Stunde des Versterbens bei 859 stationären Infarktpatienten von 1969 bis 1991 und Stunde der Aufnahme von 1 328 Toteinlieferungen von 1964 bis 1986.

3.4 Thrombolyse auf dem Notarztwagen

Seit 1983 wird auf dem Notarztwagen in einzelnen ausgewählten Fällen die präklinische Thrombolyse bei akutem Myokardinfarkt durchgeführt. Zunächst wurde die Methode nur aus vitaler Indikation eingesetzt, d. h. als ultima ratio bei cardiogenem Schock oder zur Überwindung des plötzlichen Herztodes unter Reanimationsbedingungen nach Ausschöpfung aller anderen Möglichkeiten. Die Entscheidung über die Durchführung dieser Therapie lag ausschließlich im Ermessen des Notarztes; eine solche Situation wird in folgender Kasuistik geschildert:

Ein 63jähriger verheirateter Mann kollabierte zu Hause nach einem heftigen linksthorakalen Schmerzereignis plötzlich vor den Augen der Ehefrau. Nach sofortiger Alarmierung des Rettungsdienstes traf ein Rettungswagen 3,5 Minuten später ein. Ein Notarztwagen war zunächst nicht geschickt worden, wurde jedoch von den Rettungssanitätern zeitgleich mit dem Beginn von Herzdruckmassage und Beutelbeatmung mit reinem Sauerstoff alarmiert. Bei Eintreffen des Notarztes war ein pulseffektiver Rhythmus durch Frühdefibrillation bei Kammerflimmern vorhanden.

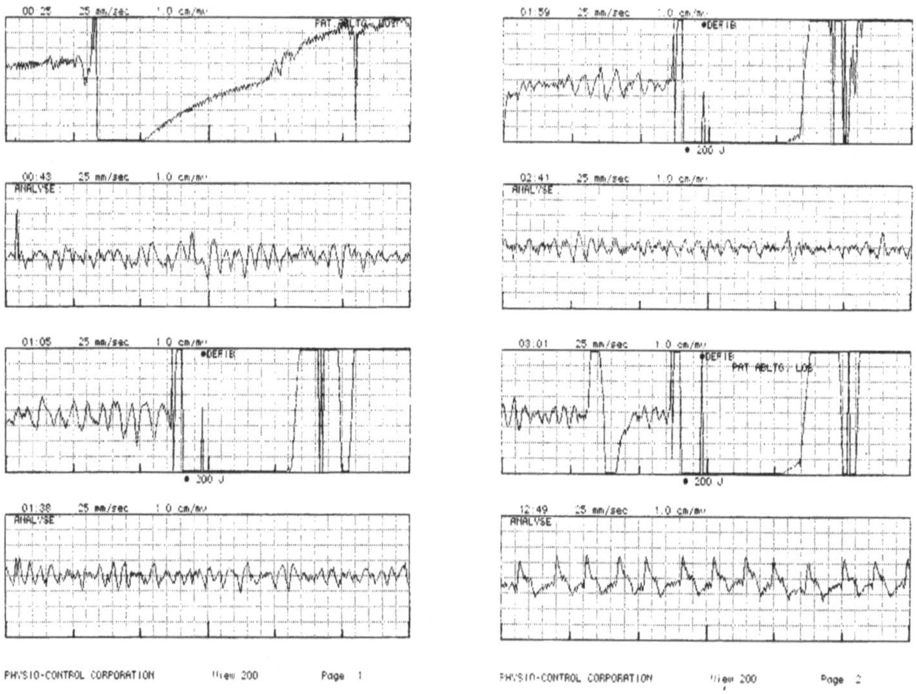

Bild 58 Frühdefibrillationsprotokoll eines 63jährigen Mannes mit Kammerflimmern.

In Anwesenheit des Notarztes kam es trotz Beatmung mit reinem Sauerstoff nach endotrachealer Intubation erneut siebenmal zum Auftreten von Kammerflimmern oder einer pulslosen Kammertachycardie. Unter Einsatz von Antiarrhythmika (Lidocain, Ajmalin und Kaliumchlorid) im Wechsel mit Defibrillation konnte die Situation jeweils stabilisiert werden und ein pulseffektiver Rhythmus hergestellt werden. Bei Ableitung eines Elektrokardiogramms in der Wohnung zeigten sich keine sicheren Infarktzeichen.

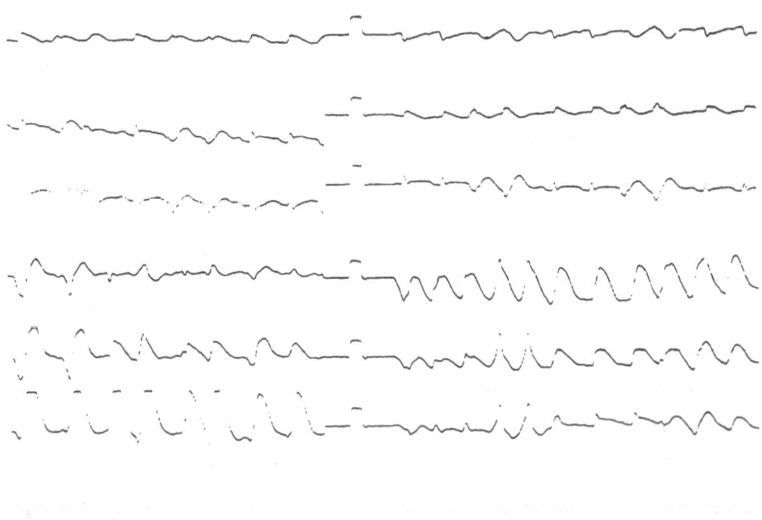

Bild 59 Erstes EKG eines 63jährigen Mannes nach Reanimation.

Nach dem Transport in den Notarztwagen trat erneut Kammerflimmern auf und konnte trotz erneuter intensiver Behandlung nicht beseitigt werden. Eine Stunde nach Beginn der Wiederbelebungsmaßnahmen erfolgte eine Bolusinjektion von 750 000 IE Streptokinase und parallel dazu wurde eine Dauerinfusion 750 000 IE Streptokinase über 30 Minuten durchgeführt. 25 Minuten nach Beginn der Lyse kam es unter Fortführung der Reanimationsmaßnahmen zum Einsetzen eines stabilen, pulseffektiven Rhythmus. Nach 1 Stunde und 45 Minuten wurde der Patient im Herzkatheterlabor aufgenommen.

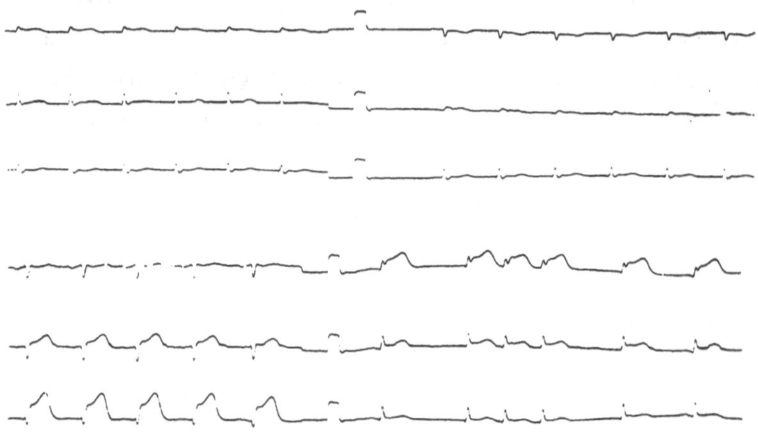

Bild 60 Infarkt-EKG eines 63jährigen Mannes nach Reanimation.

Im EKG zeigten sich jetzt Zeichen eines akuten Myokardinfarktes mit monophasischen ST-Elevationen. Koronarangiographisch fand sich eine Eingefäßerkrankung mit einer 95 %igen Stenose des Ramus interventrikularis anterior, die sich während eines Beobachtungszeitraumes von 30 Minuten auf 50 % zurückbildete, so daß der Patient auf die Intensivstation übernommen werden konnte. Er erwachte am 4. Tag und überlebte ohne neurologische Defekte davonzutragen.

Da zahlreiche Studien gezeigt haben, daß die rasche Begrenzung des Infarktausmaßes durch Thrombolyse die Sterblichkeit vermindern kann, und bei sehr kurzen Verschlußzeiten die Eröffnungsrate verbessert werden kann, wurden auf unseren Notarztwagen in den Jahren 1983 bis 1987 auch Patienten mit kurzer Verschlußzeit auch dann lysiert, wenn keine vitale Indikation vorlag. 1987 betrug die Lyserate auf dem Notarztwagen 13,3 % aller akuten Infarkte (siehe Datenband II, Tab. 10d). 1988 bis 1990 stieg dann die Lyserate bis auf 28,1 % an. Dies geschah auch unter dem Eindruck der prospektiven Studie, die im folgenden vorgestellt wird.

3.4.1 Patienten und Anamnese

Vom 04.09.1988 bis zum 01.07.1989 erhielten 51 Patienten 100 mg Alteplase über 60 Minuten (Behandlungsgruppe 1). Wegen zweier cerebraler Blutungen wurde die Infusionsdauer bei dem nachfolgenden Patienten auf 90 Minuten verlängert. Vom 05.07.1989 bis zum 28.02.1990 erhielten 60 Patienten 100 mg in 90 Minuten (Behandlungsgruppe 2). Insgesamt wurden 111 Patienten in die Studie aufgenommen (siehe Datenband IV, Tab.1-2b). Zehn Patienten wurden erst in der Klinik notärztlich lysiert, da auf dem Notarztwagen die Substanz verbraucht war. Bei drei Patienten wurde die Behandlung durchgeführt, obwohl die 3-Stunden-Interventionsgrenze um einige Minuten überschritten war. In einem Fall konnte aus technischen Gründen keine Angiographie durchgeführt werden. Und bei einem Patienten zeigten sich zuerst eine infarkttypische Klinik und ein infarkttpisches EKG. Während der invasiven Untersuchung wurde eine akute Aortendissektion diagnostiziert. Der Patient verstarb intraoperativ. Unter den übrigen 95 Patienten verstarben 6 Personen, zwei im Gefolge cerebraler Blutungen und vier aus cardialer Ursache. Die hier vorgestellten Ergebnisse beziehen sich auf die Gesamtgruppe aller eingeschlossenen 111 Patienten.

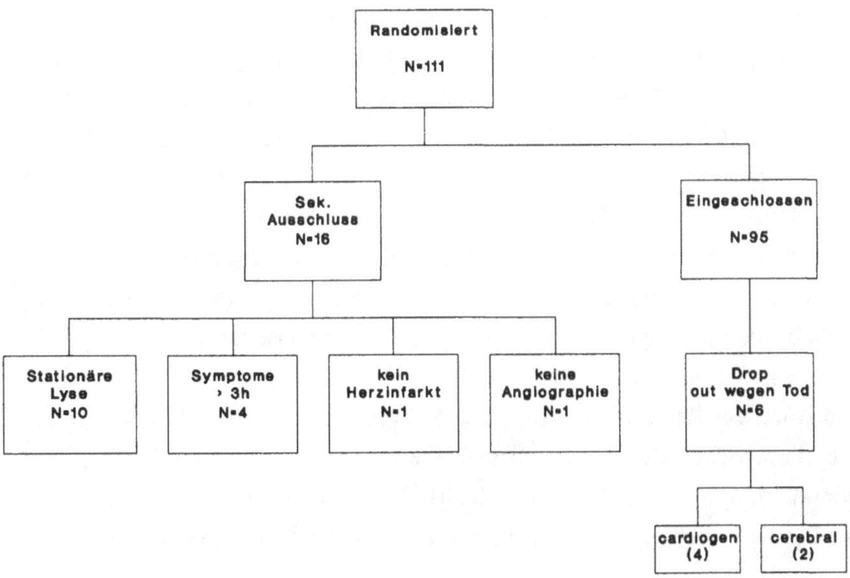

Bild 61 Zusammensetzung der Patienten.

Bei der Erhebung der Anamnese durch den Notarzt gaben insgesamt 54 pektanginöse Beschwerden an (49 %), 23 aus der Behandlungsgruppe 1 (45 %) und 31 aus der Behandlungsgruppe 2 (52 %) (siehe Datenband IV, Tab.8). 23 Patienten (21 %) gaben Dyspnoe in der Vorgeschichte an, 14 aus der Behandlungsgruppe 1 (27 %) und 9 aus der Behandlungsgruppe 2 (15 %) (Tab.3). 30 % der Patienten berichteten zusätzlich über andere Symptome. 82 Patienten (74 %) hatten anamnestisch einen Nikotinabusus (Tab. 5), 41 aus der Behandlungsgruppe 1 (80 %) und 41 aus der Behandlungsgruppe 2 (68 %). Eine Hypercholesterinämie (Tab.6) wurde bei 43 Patienten (39 %) bekannt, bei 15 aus der Behandlungsgruppe 1 (30 %) und bei 28 aus der Behandlungsgruppe 2 (47 %). Hypertensive Blutdruckwerte (systolisch > 160 mmHg oder diastolisch > 195 mmHg) wiesen 33 Patienten (Tab.9) auf (30 %), 14 aus der Behandlungsgruppe 1 (27 %) und 19 aus der Behandlungsgruppe 2 (32 %). Bei 11 Patienten (10 %) bestand ein Diabetes mellitus (Tab.4), 6 von ihnen waren aus der Behandlungsgruppe 1 (12 %), 5 aus der Behandlungsgruppe 2 (8 %). 14 Patienten (13 %) berichteten über einen durchgemachten Myokardinfarkt (Tab.7), 7 von ihnen waren aus der Behandlungsgruppe 1 (14 %), die anderen 7 aus der Behandlungsgruppe 2 (12 %).

16 Patienten (14 %) hatten zuvor Nitrate erhalten, 7 (14 %) aus Behandlungsgruppe 1 und 9 (15 %) aus Behandlungsgruppe 2 (Tab.14). 14 Patienten (13 %) hatten Calciumantagonisten als Dauermedikation (Tab.13), 5 aus der Behandlungsgruppe 1 (10 %) und 9 aus der Behandlungsgruppe 2 (15 %). 9 Patienten (8 %) waren antihypertensiv eingestellt (Tab.15), 5 aus Behandlungsgruppe 1 (10 %) und 4 aus Behandlungsgruppe 2 (7 %). 8 (7 %) Patienten erhielten Betablocker (Tab.12), 6 aus Behandlungsgruppe 1 (12 %) und 2 aus Behandlungsgruppe 2 (3 %). 7 Patienten (6 %) nahmen einen Thrombozytenaggregationshemmer (Tab.16), 3 aus Behandlungsgruppe 1 (6 %) und 4 aus Behandlungsgruppe 2 (7 %). 4 Patienten (4 %) waren digitalisiert (Tab.10), 3 aus Behandlungsgruppe 1 (6 %) und 1 aus Behandlungsgruppe 2 (2%). Eine diuretische Medikation (Tab.11) erhielten 3 Patienten (3 %), einer aus Behandlungsgruppe 1 (2 %) und 2 aus Behandlungsgruppe 2 (3 %). 27 (24 %) aller Patienten erhielten darüberhinaus eine andere Dauermedikation.

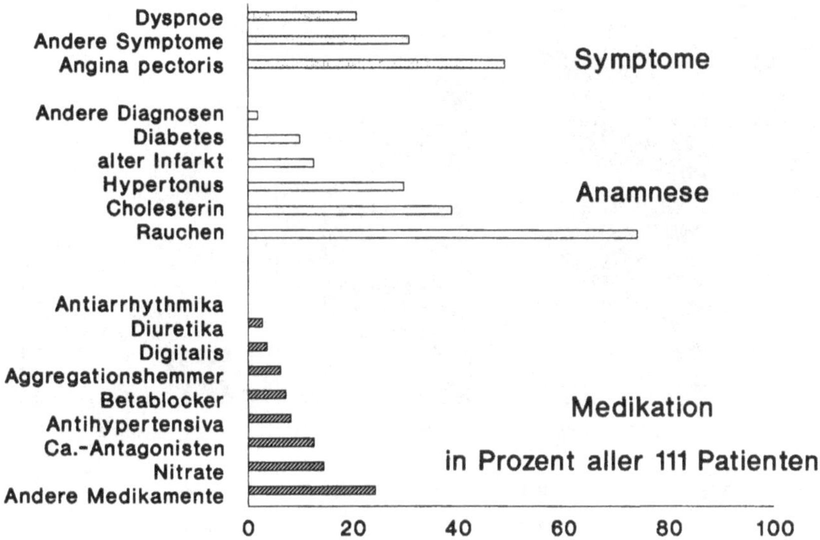

Bild 62 Symptome, Anamnese und Vormedikation bei Thrombolyse auf dem Notarztwagen.

3.4.2 Patientenstatus

Insgesamt wurden 93 Männer (84 %) und 18 Frauen (16 %) untersucht. In der Behandlungsgruppe 1 befanden sich 43 Männer (84 %) und 8 Frauen (16 %). In der Behandlungsgruppe 2 wurden 50 Männer (83 %) und 10 Frauen (17 %) untersucht (siehe Datenband IV, Tab.20). Die Patienten der Behandlungsgruppe 1 waren im Mittel und im Median 54 Jahre alt (31 - 70). Die Patienten der Behandlungsgruppe 2 waren im Mittel 55 Jahre, im Median 56 Jahre alt (31-69). Bei der Ableitung des Elektrokardiogrammes am Notfallort fand sich in 43 % ein Vorderwandinfarkt, in 49 % ein Hinterwandinfarkt und in 8 % eine andere Infarktlokalisation (Tab.18a und b). In der Behandlungsgruppe 1 hatten 41 % einen Vorderwandinfarkt, 51 % einen Hinterwandinfarkt und 8 % eine andere Infarktlokalisation. In der zweiten Gruppe hatten 46 % einen Vorderwandinfarkt, 47 % einen Hinterwandinfarkt und 7 % eine andere Infarktlokalisation.

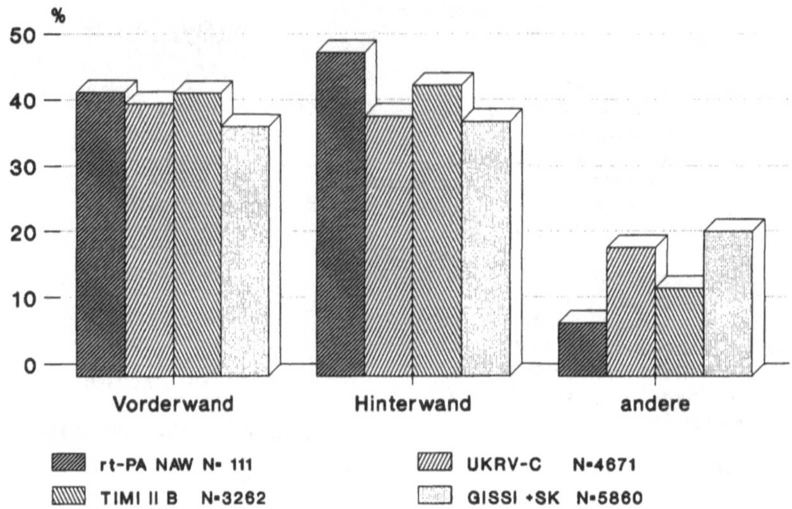

Bild 63 Infarktlokalisation bei Thrombolyse auf dem Notarztwagen und in Bezugsgruppen.

3.4.2.1 Zeitlicher Ablauf

Von besonderem Interesse war der zeitliche Ablauf. Die Patienten der Behandlungsgruppe 1 alarmierten den Notarzt im Mittel nach 53 Minuten und im Median nach 34 Minuten, die der Behandlungsgruppe 2 im Mittel nach 52 Minuten und im Median nach 42,5 Minuten (siehe Datenband IV, Tab.26). Der Notarzt traf bei den Patienten der Behandlungsgruppe 1 im Mittel nach 9 Minuten und im Median nach 7,5 Minuten ein. In der Behandlungsgruppe 2 erreichte er die Patienten ebenfalls nach 9 Minuten, im Median nach 8 Minuten. Die Patienten der Behandlungsgruppe 1 wurden vom Notarzt im Mittel 63 Minuten nach Symptombeginn gesehen, im Median nach 40 Minuten, die der Behandlungsgruppe 2 im Mittel nach 61 und im Median nach 49 Minuten. Bei den Patienten der Behandlungsgruppe 1 wurde im Mittel 7 Minuten und im Median nach Ankunft des Notarztwagens ein EKG abgeleitet, bei den Patienten der Behandlungsgruppe 2 im Mittel nach 3 Minuten und im Median nach 11 Minuten. Nach Ableitung des EKG und weiterer Versorgung des Patienten erfolgte die Aufklärung über die Behandlung und der Transport des Patienten in den Notarztwagen. Bei den Patienten der Behandlungsgruppe 1 wurde im Mittel 34 Minuten (Median 27 Minuten) nach Ableitung des EKG, bei Patienten der Behandlungsgruppe 2 im Mittel 33 Minuten (Median 26,5 Minuten) nach

Ableitung des EKG die Infusion begonnen. Hierfür wurde im Notarztwagen eine Motorspritzenpumpe benutzt. Der darauffolgende Transport in die Klinik dauerte bei Patienten der Behandlungsgruppe 1 im Mittel 24 Minuten und bei Patienten der Behandlungsgruppe 2 25 Minuten. Die Patienten der Behandlungsgruppe 1 wurden im Mittel 65 Minuten nach Ankunft des Notarztwagen in der Klinik aufgenommen (Median 62 Minuten), die der Behandlungsgruppe 2 im Mittel nach 61 Minuten (Median 56 Minuten). 17 Minuten nach Klinikaufnahme wurde bei den Behandlungsgruppen die 1. Angiographie durchgeführt, daraus ergibt sich, daß bei Patienten der 1. Behandlungsgruppe 145 Minuten nach dem Schmerzereignis im Mittel die 1. Angiographie durchgeführt wurde und bei Patienten der 2. Behandlungsgruppe nach 139 Minuten. Insgesamt waren alle Patienten im Mittel nach 2 Stunden in der Klinik (Median 1. Behandlungsgruppe 105 Minuten, 2. Behandlungsgruppe 110 Minuten).

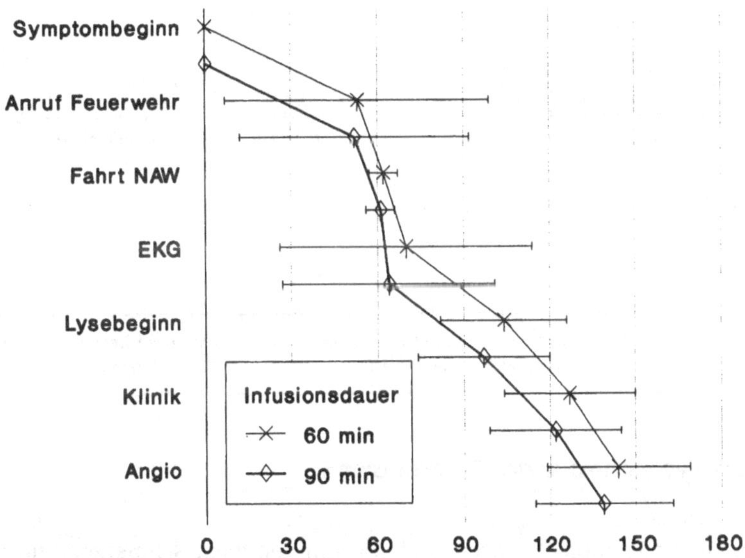

Bild 64 Zeitablauf der Thrombolyse durch den Notarzt.

Bei Patienten der Behandlungsgruppe 1 konnte die Thrombolyse im Mittel 102 Minuten nach Symptombeginn eingeleitet werden, für Patienten der Behandlungsgruppe 2 im Mittel nach 96 Minuten (Tab.19). Der Median lag hier bei 87 Minuten. Bei 14 Patienten (13 %) konnte die Thrombolyse innerhalb von 60 Minuten nach dem Schmerzereignis eingeleitet werden. 5 von ihnen stammten aus der Behandlungsgruppe 1, 9 aus der Behandlungsgruppe 2. Innerhalb der 2.

Stunde nach Schmerzereignis wurde die Behandlung bei 61 Patienten eingeleitet (55 %), 28 aus der Behandlungsgruppe 1 (55 %) und 33 aus der Behandlungsgruppe 2 (55 %). Länger als 2 Stunden nach dem Schmerzereignis wurden 36 Patienten behandelt (32 %), 18 von ihnen aus der Behandlungsgruppe 1 (35 %) und 18 aus der Behandlungsgruppe 2 (30 %).

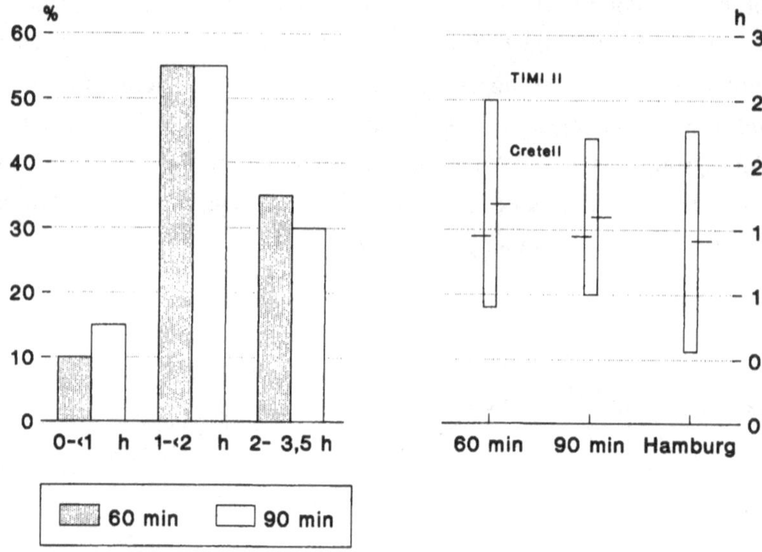

Bild 65 Symptomatik bis Lysebeginn bei 111 Patienten mit akutem Myokardinfarkt im Vergleich zur Hamburger Notarztwagenstudie (Mathey, 1990), zur Cretail-Studie (Castaigne, 1989), und zu TIMI II (TIMI Study Group, 1989).

3.4.2.2 Invasive Kontrolle der Thrombolyse

In der Behandlungsgruppe 1 waren nach 30 Minuten nach Schmerzbeginn 5 von 8 Infarktgefäßen partiell oder vollständig eröffnet (TIMI 2/3), in der Behandlungsgruppe 2 war es eines von 6 Gefäßen (siehe Datenband IV, Tab.22). Nach 40 Minuten galt dies in Behandlungsgruppe 1 für 12 von 20 untersuchten Gefäßen (60 %) und in Behandlungsgruppe 2 für 5 von 15 untersuchten Gefäßen (33 %). Nach 50 Minuten waren in der ersten Behandlungsgruppe 26 von 36 untersuchten Gefäßen partiell oder vollständig eröffnet (72 %), in der zweiten Behandlungsgruppe 22 von 36 untersuchten Gefäßen (61 %). Das Infarktgefäß war bei Patienten der Behandlungsgruppe 1 nach 60 Minuten in 80 % partiell oder vollständig rekanalisiert bei Patienten der Behandlungsgruppe 2 in 74 %. In der Behandlungsgruppe 2 fanden sich nach 70 Minuten 17 von 20 untersuchten

Gefäßen (85 %) wieder perfundiert, nach 80 Minuten 14 von 18 Gefäßen (78 %). Nach 90 Minuten waren bei Patienten bei der zweiten Behandlungsgruppe 85 % der Infarktgefäße partiell oder vollständig rekanalisiert bei 47 von 55 untersuchten Gefäßen. Am Ende der dritten Woche nach dem Infarktereignis waren in der 1. Behandlungsgruppe 30 von 36 (83 %) und in der zweiten Behandlungsgruppe 39 von 45 (87 %) den Kategorien TIMI 2 oder 3. Die Durchgängigkeitsraten nach 60 und 90 Minuten (patency), die mit diesem Vorgehen erzielt werden konnten, lagen in der Größenordnung der Ergebnisse anderer Studien mit dem gleichen Thrombolytikum. 35 Patienten der Behandlungsgruppe 1 ließen sowohl die Angiographie nach 60 Minuten als auch nach 18 bis 22 Tagen durchführen, ebenso 43 Patienten der Behandlungsgruppe 2 (siehe Datenband IV, Tab.23). Hier zeigte sich in etwa die gleiche Patency wie bei Auswertung aller Patienten.

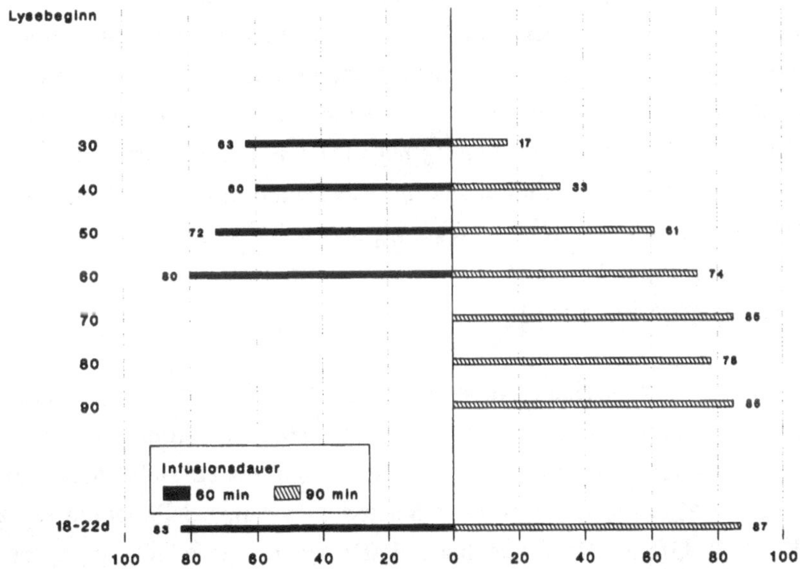

Bild 66 Prozentsatz offener Infarktgefäße (TIMI 2/3) nach Lysebeginn.

Bei 23 Patienten der Behandlungsgruppe 1 bildeten sich die Schmerzen unter laufender Thrombolyse subjektiv deutlich zurück (47 %). In der Behandlungsgruppe 2 war dies bei 23 Patienten (39 %) ebenso der Fall (siehe Datenband IV, Tab.24). Im gleichen Zeitraum zeigte sich bei 10 (21 %) Patienten der Behandlungsgruppe 1, und bei 12 der Gruppe 2 (20 %), ein deutlicher Rückgang der ST-Streckenhebungen (Tab.25).

3.4.3 Komplikationen und Maßnahmen

Bei der Entscheidung für oder gegen die Durchführung einer präklinischen Lyse sind Komplikationen von besonderer Bedeutung. Dabei ist es nur schwer möglich, infarktbedingte von lysebedingten Komplikationen zu unterscheiden. 12 Patienten der Behandlungsgruppe 1 (24 %) hatten vor Lysebeginn einen systolischen Blutdruck unter 90 mmHg, während der Infusion waren es 7 (14 %) (siehe Datenband IV, Tab.27). In der Behandlungsgruppe 2 hatten vor Infusionsbeginn 9 (15 %) Patienten derartige hypotensive Blutdruckwerte, unter laufender Infusion waren es nur noch 6. Eine leichte klinische Herzinsuffizienz (Ruhedyspnoe) wiesen vor Infusionsbeginn 5 Patienten (10 %) der Behandlungsgruppe 1 auf (Tab.28) und 3 Patienten (5 %) der Behandlungsgruppe. Unter laufender Thrombolyse waren es in Behandlungsgruppe 1 noch 4 Patienten (8 %) und in der zweiten Behandlungsgruppe 2 Patienten (3 %). Eine klinisch manifeste Herzinsuffizienz mit beginnender Linksherzdekompensation zeigte vor Infusionsbeginn 1 Patient der Behandlungsgruppe 1 und 2 Patienten der Behandlungsgruppe 2 (Tab.29). Unter laufender Thrombolyse waren dies 2 Patienten der Behandlungsgruppe 1 und 1 Patient der Behandlungsgruppe 2. Einen kardiogenen Schock boten jeweils 2 Patienten in jeder Behandlungsgruppe vor Infusionsbeginn. Während laufender Thrombolyse befanden sich 1 Patient aus Behandlungsgruppe 1 und 4 Patienten aus Behandlungsgruppe 2 in einem kardiogenen Schock (Tab.30).

9 Patienten der Behandlungsgruppe 1 (18 %) und 6 Patienten der Behandlungsgruppe 2 (10 %) hatten eine Herzfrequenz von unter 60 pro Minute (Tab.31). Während der Infusion waren es in der ersten Behandlungsgruppe 4 Patienten (8 %) und in der zweiten Behandlungsgruppe 5 Patienten (8 %). Ein AV-Block 1. Grades fand sich bei 3 Patienten der Behandlungsgruppe 2 vor Infusionsbeginn und bei einem Patient dieser Behandlungsgruppe unter laufender Infusion (Tab.32). Einen AV-Block 2. Grades zeigten 2 Patienten der Behandlungsgruppe 1 und 3 Patienten der Behandlungsgruppe 2 vor Infusionsbeginn; unter laufender Infusion konnte dies in beiden Gruppen nicht beobachtet werden (Tab. 33). Ein AV-Block 3. Grades fand sich bei 4 Patienten der Behandlungsgruppe 1 vor Infusionsbeginn und bei einem Patienten während der Infusion (Tab.34). Diese Rhythmusstörung wurde bei 3 Patienten der Behandlungsgruppe 2 vor und während der Infusion beobachtet. Vorhofflimmern oder -flattern trat bei 3 Patienten der Behandlungsgruppe 2 vor Infusionsbeginn auf, während der Infusion wurde es bei 2 Patienten beobachtet (Tab. 35). Ein

idioventrikulärer Rhythmus stellte sich unter laufender Infusion bei 3 Patienten in jeder Behandlungsgruppe ein (Tab.36). Ventrikuläre Extrasystolen wurden bei 10 Patienten (20 %) der Behandlungsgruppe 1 und bei 6 Patienten (10 %) der Behandlungsgruppe 2 beobachtet. Unter laufender Infusion beobachteten wir ventrikuläre Extrasystolen bei 12 Patienten (24 %) der Behandlungsgruppe 1 und bei 13 Patienten (22 %) der Behandlungsgruppe 2 (Tab.37). Eine ventrikuläre Tachycardie wurde vor Infusionsbeginn nicht beobachtet und trat unter laufender Infusion bei 1 Patienten der Behandlungsgruppe 1 auf (Tab.38). Im Bild 68 werden alle Rhythmusstörungen dargestellt, aus denen eine therapeutische Konsequenz gezogen wurde.

Vor Beginn der Thrombolyse mußten 3 Patienten der Behandlungsgruppe 2 defibrilliert werden, unter laufender Infusion 3 Patienten der Behandlungsgruppe 1 und 1 Patient der Behandlungsgruppe 2 (Tab. 39). Vor Infusionsbeginn wurde durch den Notarzt bei einem Patienten der Behandlungsgruppe 2 ein transvenöser Schrittmacher in der Rettungsstelle einer anderen Klinik gelegt, unter laufender Infusion erhielt ein weiterer Patient der Behandlungsgruppe 2 ebenfalls einen transvenösen Schrittmacher (Tab.40).

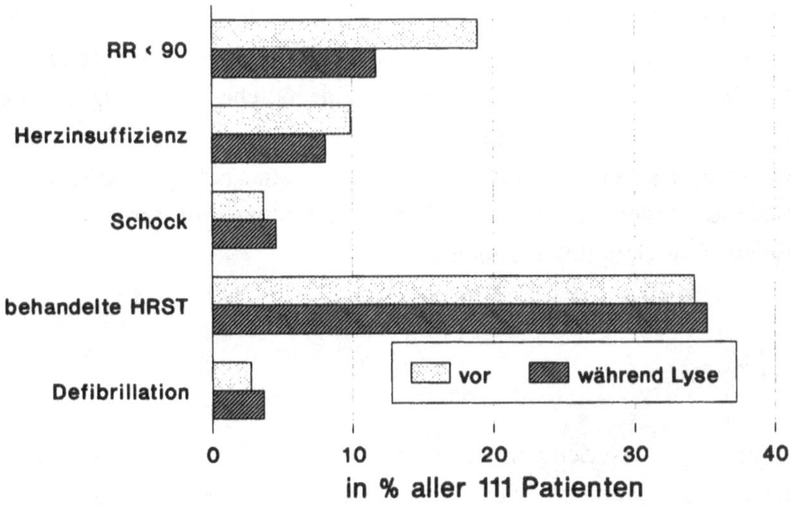

Bild 67 Komplikationen vor und während präklinischer Lyse.

3.4.4 Fehler in der präklinischen Phase

Der Einschluß des Patienten mit Aortenaneurysma wäre sicherlich auch bei klinischer Durchführung erfolgt, da eine typische Schmerzsymptomatik mit vegetativen Zeichen und EKG-Veränderungen mit monophasischen ST-Elevationen einen ausgedehnten Vorderwandinfarkt vermuten ließen. Auch bei den beiden Patienten mit intracerebraler Blutung lagen typische Einschlußkriterien vor und Hinweise auf Kontraindikationen fanden sich nicht, so daß sie auch unter klinischen Bedingungen eine Thrombolyse erhalten hätten. Diese beiden Blutungskomplikationen waren der Grund, die Infusionsdauer zu verlängern.

Während der präklinischen Phase wurde aber in 19 Fällen keine regelrechte Durchführung der Therapie festgestellt. Dies war in einem Fall auf einen Fehler des Notarztes zurückzuführen, der zunächst eine Kontraindikation erfragt zu haben glaubte und den Patienten auf die Intensivstation einer anderen Klinik brachte. Dies bestätigte sich jedoch nicht, so daß der Patient dann unter laufender Infusion mit dem Thrombolytikum in unser Haus übernommen wurde.

In 6 Fällen (32 %) traten technische Defekte auf, in einem Fall war der diensthabende Angiokardiologe durch einen Defekt seines Funkmeldeempfängers nicht zu erreichen; in den anderen 5 Fällen handelte es sich um Defekte der Motorspritzenpumpe, zumeist aufgrund einer Tiefentladung der Akkumulatoren. In den übrigen 12 Fällen (60 %) wurde eine falsche Dosierung durchgeführt, zumeist wegen einer zu frühen oder verspäteten oder ganz vergessenen Dosisumschaltung der Motorspritzenpumpe zum richtigen Zeitpunkt. Das komplizierte Dosierungsschema und die Anwendung der Motorspritzenpumpe erwiesen sich als Hauptfehlerquellen.

3.4.5 Zeitgewinn

Zur Beurteilung des Zeitgewinns wäre es wünschenswert, eine Kontrollgruppe heranziehen zu können. Dies hätte bedeutet, Patienten zuzumuten, nach Einschluß in die Studie nach dem Zufallsprinzip der Randomisierung, der Einleitung einer thrombolytischen Therapie sofort oder nach Aufnahme in die Klinik zuzustimmen. Da die Wirksamkeit dieser Therapie grundsätzlich nicht umstritten ist, sondern innerklinisch eine Standardtherapie darstellt, muß an dieser

Stelle der Untersuchung auf eine Kontrollgruppe verzichtet werden.

Gezeigt werden konnte, daß die Einleitung der Thrombolyse vor Aufnahme in die Klinik die Wartezeit auf diese Behandlung mindestens um die Transportzeit verkürzte. Geht man davon aus, daß der Patient nach Aufnahme erneut vom Aufnahmearzt untersucht wird, und auch er Kontraindikationen überprüfen und den Patienten aufklären muß, kann vermutet werden, daß diese Zeit nicht kürzer ist, als der Notarzt für sein Vorgehen benötigt, sofern er hinreichend ausgebildet ist. Für die Patienten der Behandlungsgruppe 1 ergab sich daraus eine frühere Einleitung der Thrombolyse um 33 Minuten (7 Minuten erneute Untersuchungsdauer und 24 Minuten Transportdauer), für Patienten der Behandlungsgruppe 2 ergab sich eine frühere Einleitung um 28 Minuten (3 Minuten Untersuchungsdauer und 25 Minuten Dauer des Transportes).

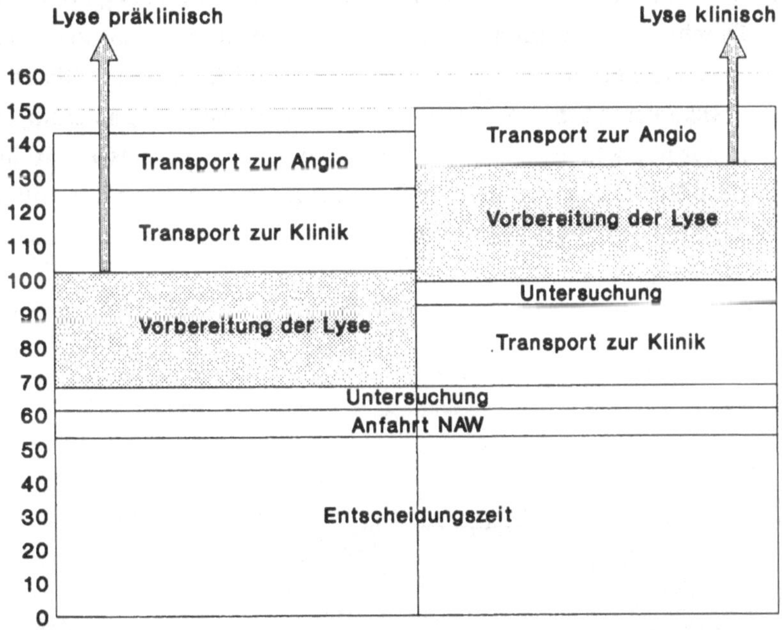

Bild 68 Vermutlicher Zeitgewinn bei präklinischer Einleitung einer Thrombolyse bei akutem Myokardinfarkt.

3.4.6 Funk-/Draht-Übertragung von Elektrokardiogrammen

Da in großen Studien die Thrombolyse bei akutem Myokardinfarkt gute Ergebnisse hinsichtlich des Überlebens unter Beweis stellte, müssen gegebenenfalls Nebenwirkungen in Kauf genommen werden. Dies setzt die sichere Diagnosestellung des akuten Myokardinfarkts voraus. Obwohl nach den Richtlinien der Deutschen Interdisziplinären Vereinigung für Intensivmedizin (DIVI) ein als Notarzt tätiger Mediziner dazu in der Lage sein muß, ist dies bis heute nicht flächendeckend der Fall.

Aus diesem Grunde wurde in Zusammenarbeit mit der Technischen Abteilung der Berliner Feuerwehr exemplarisch die Möglichkeit entwickelt, mit üblicher Leitstellentechnik Elektrokardiogramme über Funk und über Draht zu übertragen, obwohl die Ärzte der eigenen Klinik in der EKG-Diagnostik erfahren waren. Durch die Festinstallation eines Fernkopierers in den meisten Telefonzentralen der Krankenhäuser war es möglich, jederzeit durch einen mobilen Fernkopierer Schriftmaterial zu übersenden. Dies war grundsätzlich auch für Elektrokardiogramme möglich, sofern man einen Qualitätsverlust in Kauf nahm. Dieser Qualitätsverlust bestand in erster Linie im Verlust der Gitterlinien des Papiers, die Ableitungen selbst waren in ausreichender Qualität erkennbar.

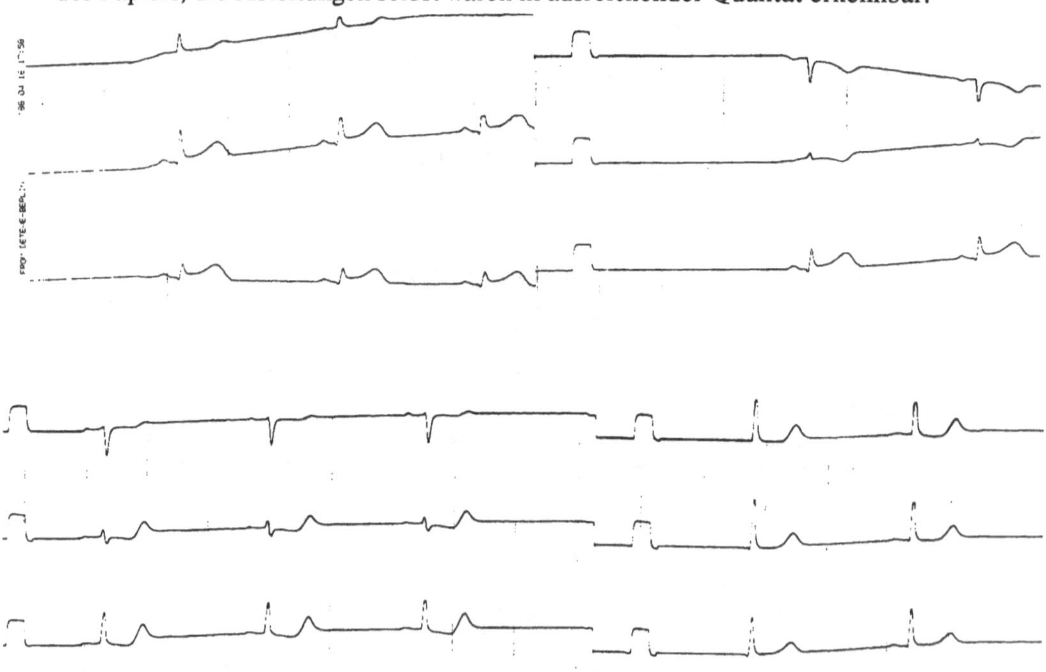

Bild 69 Funk-/Draht übertragenes EKG bei akutem Hinterwandinfarkt.

Da nicht an jedem Telefon ein Telekopierer angeschlossen werden konnte, wurde das mobile Gerät mit einem Akustikkoppler versehen, so daß es auch aus der Wohnung des Patienten zur EKG-Übertragung in das Reanimationszentrum herangezogen wurde (mittlere Dauer 2 min). Stand jedoch kein Telefonanschluß zur Verfügung, wurde folgendermaßen vorgegangen: unter dem Stichwort "EKG-Übertragung" schaltete die Leitstelle der Feuerwehr einen störungsfreien Sonderkanal und inaktivierte die sogenannte Sprechabschaltung, da das damals verwendete Gerät für die Übertragung einer 12-Kanal-Ableitung noch länger als 1 Minute benötigte. Darüberhinaus mußte bei EKG-Übertragung zur Vermeidung von Rückkopplungen die sogenannte "Wagen hört mit"-Einrichtung inaktiviert werden. In dieser Weise wurden vom 01.08.1987 bis zum 31.12.1987 insgesamt 57 Elektrokardiogramme aus dem Notarztwagen oder aus der Wohnung des Patienten ins Reanimationszentrum übertragen. Nach der Übertragung konnte die Übertragungsqualität unter den Bedingungen derselben technischen Schaltung zwischen dem Notarzt und dem diensthabenden Klinikarzt besprochen werden. In 3 Fällen wurde sie als nicht ausreichend eingeschätzt und die Übertragung wiederholt.

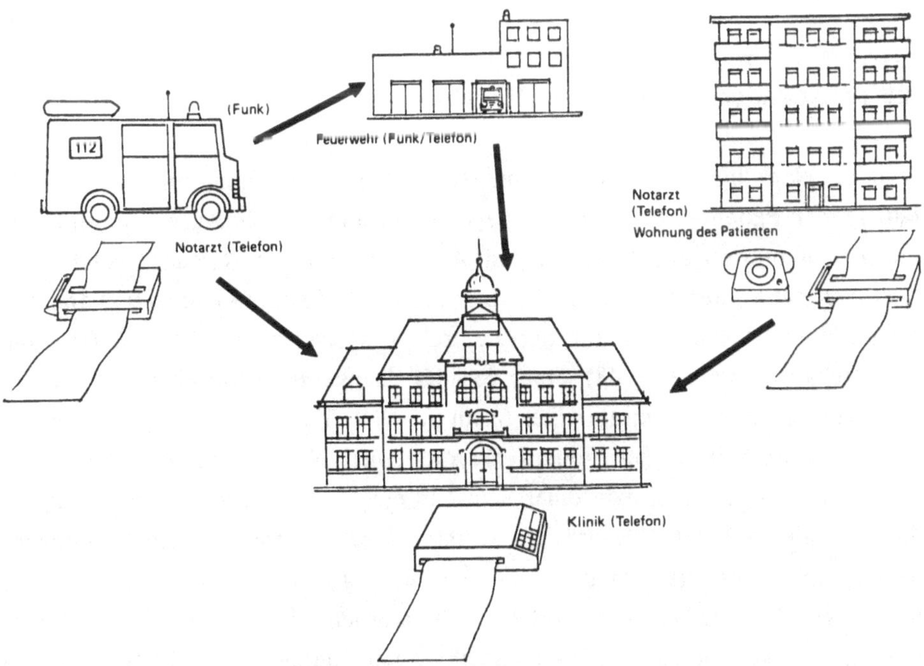

Bild 70 Mögliche Schaltungen zur präklinischen EKG-Übertragung.

3.5 Notfallanrufe Berlin 112

Der Anruf eines Hilfesuchenden beim Berliner Rettungsdienst sollte zentral unter der Notrufnummer 112 erfolgen. Der Leitstellenmitarbeiter, der das Gespräch entgegennahm, entschied über die Qualität der entsandten Rettungsmittel. Er erfaßte den Einsatz während des Gespräches für die elektronische Datenverarbeitung, die automatisch einen Beleg erstellte, der von nun an handschriftlich weiterbearbeitet wurde (siehe Leitstellendokumentation Datenband VI, 2.4). Für den Fall, daß eine Alarmmeldung bei einer anderen Institution einging (z. B. Polizei, Kassenärztlicher Notfall- und Bereitschaftsdienst oder Krankentransportleitstelle), erfolgte die Alarmierung der Feuerwehr von dort aus. Im Zeitraum zwischen dem 01.01.1992 und dem 06.08.1992 wurden alle Patienten mit akutem Myokardinfarkt, die im Notarztwagen der Klinik versorgt wurden, erfaßt. In 62 Fällen gelang es, die Tonbanddokumentation zu dem entsprechenden Notfallanruf auszuwerten (siehe Datenband V, Notfallanrufe 1-62 und Tab. Auswertung, sowie 2.2.5). In einigen Fällen wurden in diesem Teil der Untersuchung exemplarisch Zitate angebracht, die in Schriftform dem Datenband entnommen wurden (**Fettdruck = Feuerwehr**, Normalschrift = Anrufer).

3.5.1 Meldender und Dauer des Notfallanrufes

Von 62 Notfallanrufen bei akutem Myokardinfarkt wurden nur 2 durch die betroffenen Patienten abgewickelt (siehe Datenband V, Tab. Auswertung). Beide Gespräche führten zur folgerichtigen Alarmierung eines Rettungs- und eines Notarztwagens unter dem Stichwort "Brustschmerz". 7 Anrufe kamen von anderen Institutionen, davon einer aus der Zentrale des Kassenärztlichen Notfall- und Bereitschaftsdienstes (Nr. 48), einer von der Krankentransportleitstelle (Nr. 32), einer aus der Telefonzentrale einer Institution (Nr. 35), und 4 Anrufe kamen von anderen Mitarbeitern der Feuerwehr, die einen Notfallrettungstransport mit Myokardinfarktpatienten von einer Klinik in eine andere anmeldeten (Nr. 2, 32, 45, 48, 49, 51). 16 Gespräche wurden durch Ärzte an die Feuerwehr weitergegeben, an die sich die Patienten zuvor gewendet hatten (26 %). Die überwiegende Anzahl der Notfallanrufe wurden durch Familienmitglieder übermittelt. Die größte Gruppe unter ihnen bildeten die Ehefrauen (14 Notfallanrufe).

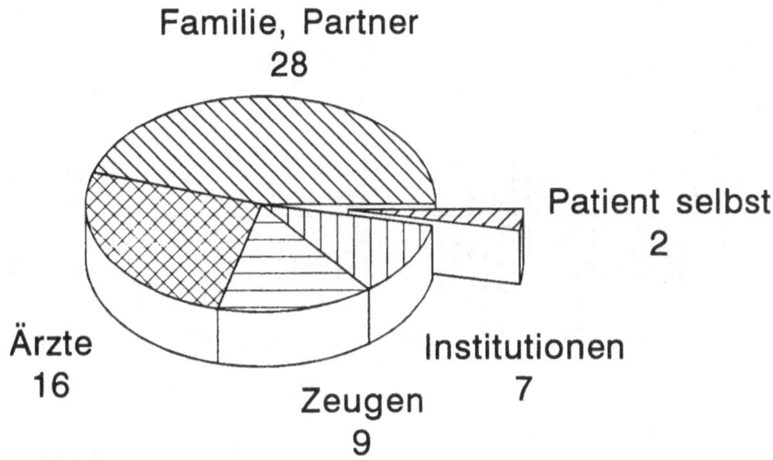

Bild 71 Anteilige Darstellung Meldender bei akutem Myokardinfarkt (n = 62).

Die Notfallanrufe dauerten im Mittel 82,7 Sekunden und im Median 70 Sekunden. 22 der 62 Notfallanrufe dauerten 90 Sekunden oder länger. Am schnellsten wurden Anrufe von Ärzten abgewickelt (Mittelwert 79,4 Sekunden, Median 65 Sekunden). Die Notfallanrufe von Familienangehörigen dauerten im Mittel 81 Sekunden und im Median 80 Sekunden. Bei anderen Zeugen wurde der Notfallanruf im Mittel in 83,6 Sekunden und im Median in 70 Sekunden abgewickelt, bei den Patienten selbst lagen beide Zeiten bei 85 Sekunden. Am längsten dauerten Notfallanrufe von anderen Institutionen. Sie dauerten im Mittel 102 Sekunden und im Median 100 Sekunden. Dies war zumeist auf längere Unterhaltungspausen zwischen den Feuerwehrbeamten zurückzuführen. Nur in einem Falle wurde durch den Anrufer zur Eile gemahnt (Notfallanruf 45:"**...halt mal, jetzt werd ich verrückt Alterkin do.** Man mach, det ist Lebensgefahr. **Ach, det is wirklich nen irres Ding, echt, diet is echt nen dollet Ding, da jab ick ebend, det darf doch nich wahr sein...**").

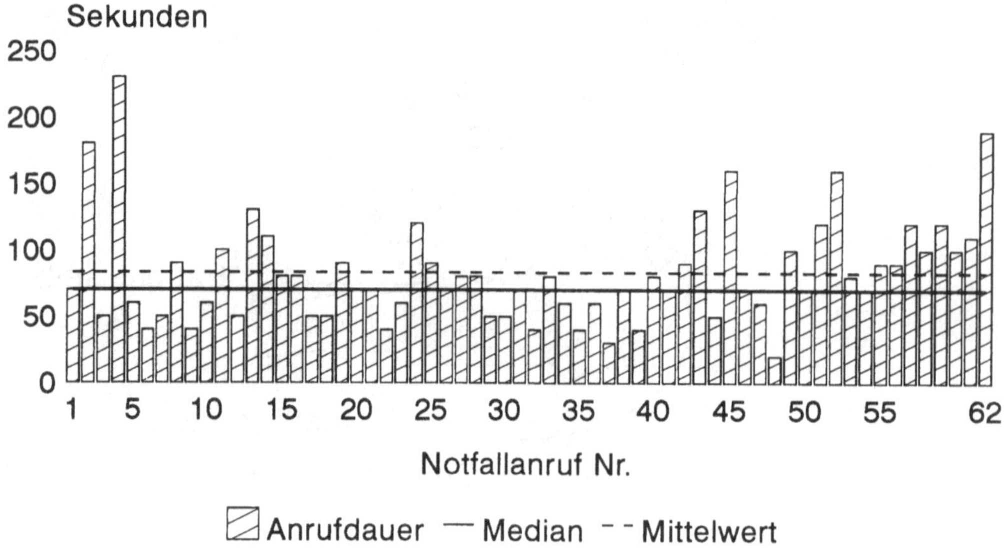

Bild 72 Gesprächsdauer der Notfallanrufe bei akutem Myokardinfarkt.

3.5.2 Alarmierungsstichwort und entsandte Rettungsmittel

Am häufigsten wurde erwartungsgemäß das Stichwort "heftiger Brustschmerz" ausgelöst und somit ein Rettungs- und ein Notarztwagen entsandt. In 8 Fällen wurden diese Fahrzeuge unter dem Stichwort "Atemnot" alarmiert. In 5 Fällen unter dem Stichwort "plötzliche Bewußtlosigkeit" und in 5 weiteren Fällen unter dem Stichwort "Notfallrettungstransport". In 9 Fällen wurde unter dem Stichwort "hilflose Person" kein Notarztwagen entsandt, sondern nur ein Rettungswagen. Hierbei wurden z. B. in Gespräch Nr. 8 Herzinfarktsymptome geschildert, jedoch vom Leitstellenbeamten nicht mit der Alarmierung eines Notarztwagens beantwortet (Notfallanruf 8:" **Wat für Anzeichen sprechen.** Atemnot und Herzkolik. **Ja und noch irgend wat.** Nein. Übelkeit. **Übelkeit auch.**"). Auch auf das Gespräch Nr. 15 hin wurde kein Notarztwagen entsandt, obwohl die Symptomatik wie bei einem Sekundenherztod geschildert wurde (Notfallanruf 15: "Mein Mann ist auf der Toilette umgefallen und er hat im Brustkorb und im Arm große Schmerzen. **Mm, ja dann müssen wir ihn ins Krankenhaus bringen.**").

3.5.3 Erkennung der Lebensgefahr und telefonische Hilfe

In den allermeisten Fällen wurde bestehende Lebensgefahr am Telefon wahrgenommen. Es muß jedoch davon ausgegangen werden, daß in den 9 Fällen der Beschickung nur mit einem Rettungswagen, die Lebensgefahr, in der sich der Patient befand, nicht erkannt wurde (Notfallanruf 56 ist ein besonders krasses Beispiel dafür:"... Ja, Ecke Beispielstraße, da is en Imbiß. Genau davor liegt er...."). Aufgrund der Tatsache, daß der Patient vor einem Imbißstand lag, wurde nicht weiter nach der klinischen Symptomatik gefragt, offensichtlich unter der Annahme eine alkoholisierte Person vorzufinden. Während des Untersuchungszeitraumes gab es keinerlei standardisierte Vorgaben für die Abfrage der klinischen Notfallsymptomatik. Sie wurde alleine dem Leitstellenmitarbeiter nach eigenem Ermessen überlassen. Auch im Falle des Gespräches Nr. 11 (ein Notfallrettungstransport) wurde nicht nach klinischer Symptomatik gefragt, sondern nur nach den formalen Vorgaben zur Auslösung eines solchen Stichwortes. In der überwiegenden Anzahl der Fälle kam die Fehleinschätzung dadurch zustande, daß zuwenig oder gar nicht nach der klinischen Symptomatik gefragt wurde.

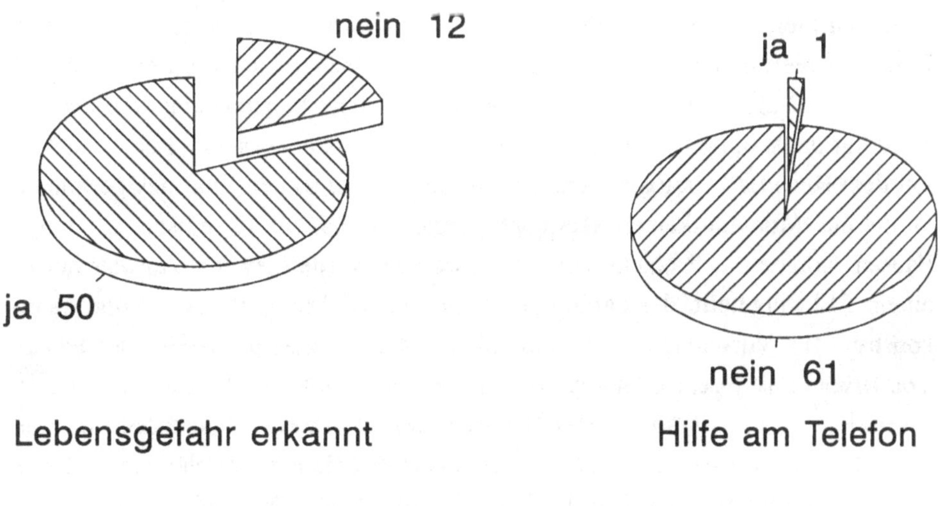

Bild 73 Erkennung der Lebensgefahr und medizinische Instruktionen in 62 Notfallanrufen bei akutem Myokardinfarkt.

Viele Mitarbeiter der Leitstelle sind ausgebildete Rettungssanitäter. Von ihnen war zu erwarten, am Telefon Tips oder Hinweise zur Ersten Hilfe des Betroffenen zu erteilen. Entsprechende Vorgaben existierten während des Untersuchungszeitraumes jedoch nicht. Nur in einem Fall wurde ein medizinischer Ratschlag erteilt (Notfallanruf 13: **"Nicht bewegen."**). In allen anderen 61 Notfallanrufen fehlte ein solcher Hinweis; die Aufforderung, z. B. für den Einsatz von vorhandenen Medikamenten durch den Patienten selbst, der Hinweis auf Lagerungsmaßnahmen oder das Angebot, über Wiederbelebungsmaßnahmen am Telefon zu informieren, fehlte völlig. In einem Fall wurde durch den Patienten um telefonische Hilfe gebeten (Notfallanruf 60:"- Was soll ich denn machen? - **Ich schicke Ihnen..**). Für die meisten Leitstellenbeamten stand im Vordergrund der Hinweise der Zugang zu Notfallpatienten. So fanden sich häufig am Ende des Gespräches Aufforderungen, die Tür zu öffnen, sich bemerkbar zu machen oder zu warten. Diese Hinweise dienten oft floskelhaft zum Ausstieg aus dem Gespräch durch den Mitarbeiter der Leitstelle.

3.5.4 Verzögerung des Anrufes, technische Probleme und Umgangston

In der überwiegenden Anzahl der Notfallgespräche (41) wurde das Telefongespräch vom Mitarbeiter der Leitstelle zügig abgewickelt. Bei 21 Notfallanrufen mußte eine Verzögerung des Anrufes beobachtet werden. Die Ursachen hierfür lagen zu einem großen Teil in technischen Problemen, wobei hier der Dialog mit dem Rechner durch den Leitstellenmitarbeiter im Vordergrund stand. Oft schwieg der Leitstellenmitarbeiter, während er versuchte, mit dem Rechner klarzukommen. Der Anrufer mußte so den Eindruck gewinnen, in diesem Moment keinen Gesprächspartner zu haben. Es entstanden lange Pausen. Konnte das Problem nicht gelöst werden, wurde dies dem Anrufer nur in einem Fall mitgeteilt, der daraufhin die Gesprächsführung übernahm und einen konstruktiven Vorschlag machte (Notfallanruf 43:"... **Kolonie am Stadtpark hab ick hier nich.** Haben se, ja. **Nein, ick krieg ihn in meinen Computer nich rin.** Na denn nehm se doch Beispielstr., Ecke Beispiel. **Beispiel.** Und da ist die Kolonie, **Ecke Beispiel,** Ecke Beispiel, da stehn wir auf der Straße und warten...."). Zu den technischen Problemen ist sicherlich auch der relativ hohe Geräuschpegel in der Leitstelle zu rechnen. Ein weiterer Störfaktor fand sich bei dem Notfallanruf 14. Während dieses Telefonates unterhielt sich der Leitstellenmitarbeiter mit einem Kollegen laut über einen anderen Fall.

Am längsten dauerte das Gespräch Nr. 4, bei dem ein häufiger Grund für das Indie-Länge-ziehen dieser Gespräche verdeutlicht werden kann. Der Leitstellenmitarbeiter versuchte nach den Angaben des Meldenden die Straße zu erfassen und im Dialog mit dem Rechner entsprechende Plausibilitätskontrollen vorzunehmen. Er konzentrierte sich schon kurz nach Gesprächsbeginn nicht mehr auf das Schadensereignis, sondern auf den Rechner. Der Leitstellenmitarbeiter sprach zunächst ohne wesentlichen Berliner Dialekt mit einem hochdeutsch redenden Anrufer. Sobald die Schwierigkeiten mit dem Rechner auftraten, verfiel er in seine Berliner Mundart und glitt gegen Ende des Gespräches in unqualifizierte und platte Äußerungen ab: ("**Det soll sich jemand da hin machen, weil ick die verkehrte Adresse habe oder bzw. ick habe die richtige Adresse Beispielweg, aber.**"). Der Umgangston mußte bei 11 Notfallanrufen als inadäquat bezeichnet werden. Dies trug dazu bei, die Anrufe wesentlich zu verlängern. Im Falle einer Wiederbelebung bei Sekundenherztod dauerte das Gespräch 120 Sekunden, dabei wurde die Anruferin durch eine belehrende Bemerkung erheblich verunsichert (Notfallanruf 24:"... Er schnappt also nicht mehr. **Ja, schön und gut meine Dame, aber wenn er jetzt im Bett liegt, dann kriegt er gerade tiefer Luft, sonst würde er nicht im Bette drinne liegen.** Er atmet nicht mehr, aah, aah" (Frau völlig verzweifelt)... " und im weiteren Gesprächsverlauf, wo der Standort des Patienten erfragt werden sollte: "... Gleich hier vorne, gleich neben der Feuerwache. **Ja, det nutzt nischt, wenn die Fahrzeuge nicht da sind...** "). Medizinische Kenntnisse der Leitstellenmitarbeiter wurden gelegentlich in belehrendem Tonfall verwendet (Notfallanruf 27:"... Mein Mann hat Angina pectoris und ist schon zweimal im Krhs. gewesen. **Angina pectoris ist aber kein Herzinfarkt.** Ja aber er hat sehr starke Brustschmerzen und was noch, also ihm geht es wirklich sehr schlecht. **Die Straße bitte....** "). Das zweitlängste Gespräch war das Gespräch 62, in dem eine niedergelassene Ärztin sachlich falsch mit internen Formalien der Feuerwehr konfrontiert wurde (Notfallanruf 62: "... Und Sie wissen ja wie das ist mit den Infarkten, da muß ein Doktor dabei sein. - **Na jut, dann mach ich halt Atem, als Stichwort "Atemnot"** - Nee! - **Det muß sein, muß, ick muß so wat jeben, sonst kommt der NAW nicht dazu, nich** (LACHT)...").

Bei 50 von 62 Notfallanrufen war der Umgangston adäquat, sachlich und ruhig. Der Berliner Dialekt wirkte in der Regel nicht störend. Eine Zusicherung von Hilfsmaßnahmen durch die Feuerwehr erfolgte meist erst am Ende des Gespräches.

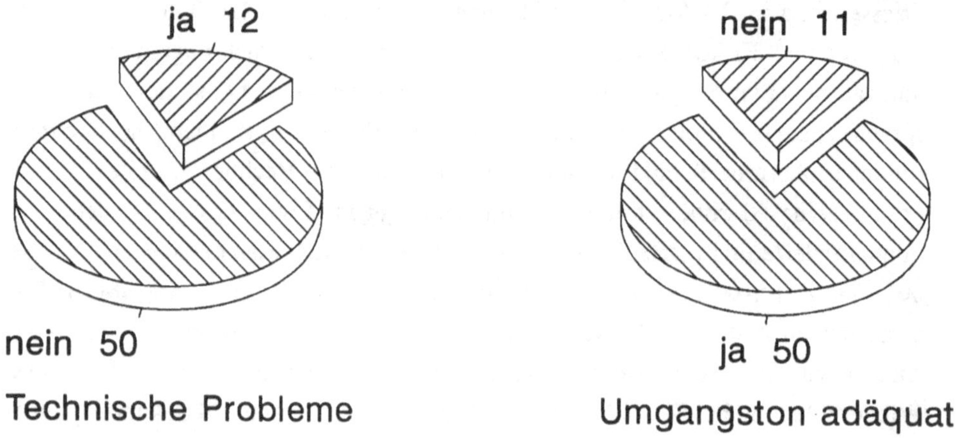

Bild 74 Technische Probleme und Umgangston in 62 Notfallanrufen bei akutem Myokardinfarkt.

3.5.5 Alarmverzögerung nach Eingang des Notrufes

Am Anfang und am Ende der Notfallanrufe wurde eine automatische Zeitansage vom ausgewerteten Magnetband übernommen. Diese Zeitansage dokumentierte die Trennung der Telefonverbindung zum Meldenden. Auf der Leitstellendokumentation wurde die Alarmierungszeit der einzelnen Fahrzeuge in ganzen Minuten dokumentiert, so daß die Zeit, die vom Ende des Telefonates bis zur Alarmierung der Fahrzeuge verging, in Intervallen von jeweils einer halben Minute angegeben wurde.

Es zeigte sich, daß die allermeisten Alarmierungen innerhalb der Leitstelle rasch weiter verarbeitet wurden. Im Mittel wurden Rettungswagen 1,4 Minuten nach Ende des Telefonates alarmiert, im Median nach 1 Minute. Notarztwagen wurden ebenfalls im Median nach 1 Minute alarmiert und im Mittel nach 2,6 Minuten. Eine überdurchschnittliche Alarmverzögerung von Notarztwagen fand sich in 10 Fällen. Dies war auf den relativ hohen Anteil von Nachalarmierungen von Notarztwagen zurückzuführen. In einem Fall war eine Alarmverzögerung für beide Fahrzeuge von 5,5 Minuten nach Ende des Telefonates festzustellen. In dieser Zeit mußte auf der Leitstelle das Tonband mehrfach abgehört werden, da die

Anruferin das Telefonat vorzeitig in Panik abgebrochen hatte (Notfallanruf 60.:"Beim nächsten Ton ist es 1 Uhr, 37 Minuten und 50 Sekunden - **Hallo** - Ja, hallo, hier ist Mustermann, mir ist so schlecht. - **Was haben Sie denn** - Mir ist so schlecht, ich hab schon Herztropfen und alles genommen, ich bin bißchen naß und habe Herzschmerzen. - **Haben Sie das schon länger?** - (ANRUFER STÖHNT) Ah, ich kann nicht mehr. Ich hab eingehende Herzschmerzen und alles, es geht nicht recht. - **Welche Straße ist das?** - Ich wohne im Musterhaus. Was mach ich jetzt? - (LANGE PAUSE) - Hallo! - **Ja, hier ist die Feuerwehr** - Hören Sie mich denn noch? - **Ich höre Sie noch, das ist Musterhaus** - Was soll ich denn machen? - **Ich schicke Ihnen ...., welche Straße ist denn das?** - 4! 402! - **.........das Appartement 402?** - Die Straße ist 402! im Musterhaus! - **Die Straße ist 402** - Bitte!? - **Die Straße heißt 402!?** - 402 ja (STÖHNT). - **Hallo!** .....(Bandansage: beim nächsten Ton) ... **Hallo!** .... (Bandansage: beim nächsten Ton ist es 1 Uhr, 39 Minuten und 30 Sekunden) -"). Dieses Gespräch birgt inhaltlich Anhaltspunkte für nicht erfülltes Hilfeersuchen und pausenbedingte zeitliche Verzögerung.

Eine überdurchschnittliche Alarmverzögerung von Rettungswagen war in 19 Fällen festzustellen und zumeist durch Anhäufung von Notrufen zu bestimmten Zeiten bedingt. In einem Fall konnte der Notarztwagen noch vor dem Rettungswagen alarmiert werden.

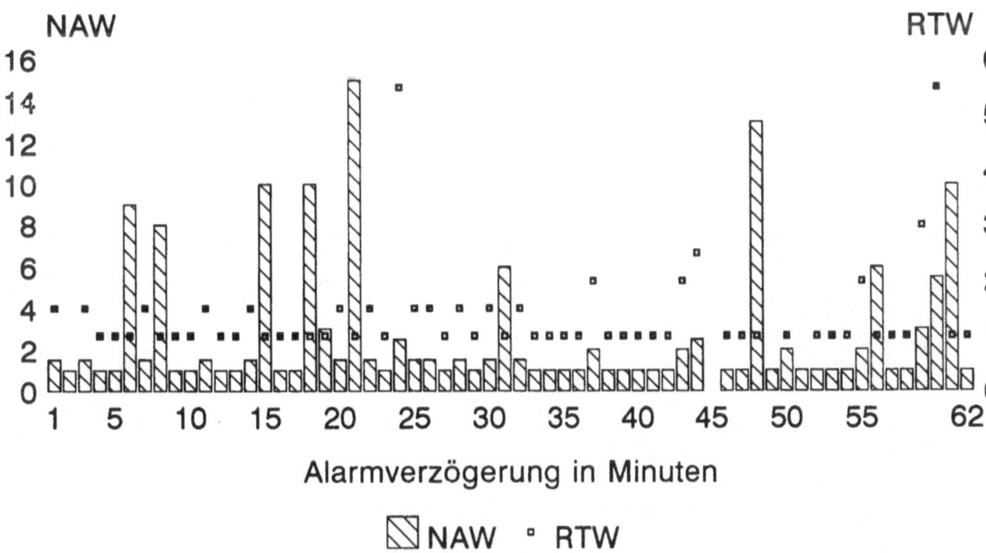

Bild 75 Alarmverzögerung in Minuten von 62 Notfallanrufen bei akutem Myokardinfarkt.

Zusammenfassend läßt sich an dieser Stelle feststellen, daß der Notfallanruf in der Rettungsleitstelle eine vielschichtige Interaktion auslöst. Dafür sind die Beamten nicht genügend geschult, schematisierte Vorgehensweisen für telefonische Hilfe, oder Abfrageschemata für bestimmte Stichworte existieren nicht, der Leitstellenmitarbeiter ist auf sich gestellt, oft ist er nicht der Gesprächsführende, sondern wird im Gespräch vom Anrufer geführt. Dies alles führt zusammen mit technischen Problemen der Rechnerbedienung und äußeren Störfaktoren zu einer Verlängerung der Notfallgespräche und zur Fehlbeschickung der Einsatzstellen. Der weitere Ablauf in der Leitstelle nach Beendigung des Notfallanrufes verläuft jedoch schnell und sicher.

4. Diskussion

Die neuere Geschichte der ischämischen Herzerkrankung ist wenig älter als 220 Jahre, die der Notfallmedizin in Berlin begann 1801. In den 60er Jahren wurden unter dem Eindruck einer stark zunehmenden Zahl von Erkrankungen arteriosklerotischen Ursprungs und erster wirksamer Therapieverfahren Spezialabteilungen zur Behandlung Schwerstkranker eingerichtet. In dieser Zeit rückte die Erkenntnis in das Bewußtsein der Medizin, daß der Ablauf ischämischer Herzerkrankungen nicht nur schicksalhaft, sondern durchaus beeinflußbar ist. In den 70er und 80er Jahren wurden wesentliche Therapieverfahren auch für den akuten Myokardinfarkt entwickelt und in die routinemäßige Therapie übernommen. Unter dem Eindruck der besonderen Dramatik akuter ischämischer Herzerkrankungen stellten sich auch die Rettungsdienste zunehmend darauf ein und richteten Notarztwagen als rollende Intensivstationen auch für diese Patienten ein (siehe 1.1). Die Diskussion der hier vorgelegten 5 Untersuchungsteile richtet sich nach dem Ablauf der Rettungskette für Patienten mit ischämischer Herzerkrankung in Berlin.

Eine wesentliche Frage konzentriert sich auf die Anzahl der versorgten Patienten. Die Todesursachenstatistik der Bundesrepublik Deutschland führt die ischämischen Herzerkrankungen (ICD 410-414) als bedeutendste Krankheitsgruppe, den akuten Myokardinfarkt (ICD 410) als bedeutendste Einzelerkrankung (Statistisches Bundesamt, 1990). Für den Untersuchungszeitraum 1986 bis 1988 wurden hier 386,9 Todesfälle an akutem Myokardinfarkt und 667 an ischämischen Herzerkrankungen insgesamt für eine Zahl von 100 000 Einwohner angegeben. Bezogen auf die Gesamteinwohnerzahl Westberlins in der Mitte des Untersuchungszeitraumes (Juli 1987; Statistisches Landesamt Berlin, Jahrbuch 1989) müßten in diesen 3 Jahren in der Stadt ungefähr 13 434 Personen an ischämischen Herzerkrankungen verstorben sein, davon 6 775 Männer und 6 659 Frauen. Im selben Zeitraum müßten daran anteilig 7 763 in etwa Personen an akutem Myokardinfarkt (ICD 410) verstorben sein, davon 4 358 Männer und etwa 3 405 Frauen. Diese Angaben konnten nur ungefähr ermittelt werden, da die Einwohnerzahlen monatlich schwankten. In der Mitte des Untersuchungszeitraumes wurde bereits die "Fortgeschriebene Bevölkerungsstatistik" auf dem Boden der Volkszählungsergebnisse geführt. 1986 bis 1988 wurden auf Berliner Notarztwagen insgesamt aber nur 11 531 Patienten mit ischämischen Herzerkrankungen versorgt, die Zahl Verstorbener wird noch nicht einmal annähernd erreicht. Dies ist aber vermutlich nur ein sehr kleiner Teil der betroffenen erkrankten Patienten. Die Dunkelziffer kann für Berlin nicht hochgerechnet werden, dürfte aber ein Vielfaches betragen. Diese Befürchtung wird durch die Ergebnisse des Augsburger Herzinfarktregisters untermauert (Löwel, 1988, 1991). Hiernach sterben mindestens 34 % aller Herzinfarktpatienten außerhalb eines Krankenhauses, der größte Anteil von ihnen innerhalb der ersten Stunde (23 %).

4.1 Geschlechts- und Altersverteilung

Bei der Untersuchung des Geschlechtsverhältnisses überwogen erwartungsgemäß männliche Patienten zahlenmäßig. Das Geschlechtsverhältnis Frauen zu Männern in der Berliner Gesamtbevölkerung betrug nach der Volkszählung 1:0,87. Dies entspricht den Angaben des Augsburger Herzinfarktregisters von 1:0,9. Der Anteil der Männer nahm von der Diagnose Angina pectoris über Verdacht auf Herzinfarkt bis zur Diagnose deutlich zu, lag jedoch bei der Untersuchung aller Patienten auf Berliner Notarztwagen mit 1:1,64 noch deutlich unter den Angaben des Augsburger Herzinfarktregisters (Löwel, 1988, 1991). Dies bestätigte sich auch bei der Untersuchung der Patienten des eigenen Notarztwagens über einen Zeitraum von 13 Jahren. Hier lag das Geschlechtsverhältnis bei 1:1,66. Die Ergebnisse der stationären Patienten kommen den Augsburger Zahlen näher. Das Geschlechtsverhältnis betrug hier 1:2,31. Dies ist durch den geschlechtsspezifischen Risikounterschied von Frauen und Männern zu erklären. Die Unterschiede bei ischämischer Herzerkrankung sind dadurch zu erklären, daß in das Augsburger Register nur Patienten bis zum 74. Lebensjahr eingehen konnten und in den hier untersuchten Klientelen in den höheren Altersgruppen der relative Anteil von Frauen zunahm.

Die Altersstruktur der Patienten deutet darauf hin, daß Männer an ischämischen Herzerkrankungen frühzeitiger erkranken als Frauen. So lag der Altersunterschied zwischen Männern und Frauen bei Angina pectoris bzw. Verdacht auf Herzinfarkt bei 7,5 bzw. 7,3 Jahren und bei Herzinfarkt bei 9 Jahren. Auf dem Notarztwagen des Hauses waren Männer mit Vorderwandinfarkt 10,1 Jahre und mit Hinterwandinfarkt 8,3 Jahre jünger als Frauen. Bei Infarkten anderer Lokalisation, die sich oft durch ihre Komplikationen einerseits, andererseits auch durch eine geringe oder fehlende Symptomatik auszeichnen können, betrug dieser Unterschied 5,2 Jahre. Bei der Untersuchung der stationären Patienten betrug die Altersdifferenz im Median 10 Jahre bei Vorderwandinfarkt und 11 Jahre bei

Hinterwandinfarkt. Auch bei enzymatischem Myokardinfarkt war ein deutlicher Altersunterschied von 8 Jahren festzustellen. Insgesamt waren die stationären Patienten mit 62,7 Jahren knapp 4 Jahre jünger als in den präklinischen Untersuchungsteilen gefunden.

4.2 Chronobiologische Aspekte von Symptombeginn und Wartezeit bis zur Alarmierung

Für saisonale Schwankungen über das Jahr für Patienten mit Herzinfarkt gab es schon früher Hinweise (Otto, 1982). Auch nach einer experimentellen Untersuchung über Sekundenherztod bei Hunden nach experimentellem Myokardinfarkt konnte eine saisonale Periodizität ebenfalls vermutet werden (Scherlag, 1990). Für Berliner Verhältnisse ergab eine eigene klinische Untersuchung über Patienten mit akutem Myokardinfarkt, die auf dem Notarztwagen und im Reanimationszentrum versorgt worden waren, ebenfalls saisonale Häufungen (Bertschat, 1991). Bei der Untersuchung der Alarmierungszeiten fanden sich erhebliche Schwankungen. Bereits vor 25 Jahren gab es erste Hinweise auf das Vorliegen einer circadianen Rhythmik für die Inzidenz des akuten Myokardinfarkt (Master, 1960). Seitdem beschäftigten sich zahlreiche Veröffentlichungen insbesondere mit dieser circadianen Rhythmik und konnten sie empirisch nicht nur für den akuten Myokardinfarkt, sondern auch für den plötzlichen Herztod, den ischämischen Apoplex, die stumme Myokardischämie oder das Auftreten von Herzrhythmusstörungen zeigen (Bogaty, 1988; Medau, 1990; Middelhoff, 1988, 1990; Muller, 1989,1, 1989,2; Otto, 1982; Scherlag, 1990; Willich, 1991; Zehender, 1992; u.a.). Diese circadiane Rhythmik konnte auch in prospektiven Studien, in die deutsche Patienten eingeschlossen waren, gezeigt werden. So fand sich eine morgendliche erhöhte Inzidenz des akuten Myokardinfarkts für europäische Staaten, Australien und Neuseeland, für Männer und Frauen verschiedener Altersgruppen in der ISAM- (Willich, 1989) und in der ISIS-2-Studie (ISIS-2 Collaborative Group, 1992). Anhand von Alarmierungsstichworten, die auf kardiovaskuläre Erkrankungen hindeuteten, konnte für den Berliner Rettungsdienst eine circadiane Periodizität gezeigt werden (Arntz, 1982). Diese Untersuchung war zahlenmäßig für den Berliner Rettungsdienst repräsentativ. Eine zeitliche Zuordnung zum Symptombeginn wurde aber nicht vorgenommen.

Bei der Untersuchung von 11 531 Patienten der Jahre 1986 bis 1988 mit der Diagnose einer ischämischen Herzerkrankung durch den Notarzt konnte eine saisonale Periodizität sowohl für den Zeitpunkt der Alarmierung als auch für das Auftreten der Symptome gefunden werden. Hierbei zeigten sich in den Wintermonaten die meisten Alarmierungen, in den Sommermonaten die wenigsten (siehe Bild 7 und 8). Gleiches galt für die Untersuchung von 7 221 Diagnosen, bei denen auf den Symptombeginn zurückgerechnet werden konnte. Bei der Untersuchung der Wochentage von Alarmierungen und Symptombeginn fanden sich keine so deutlichen Unterschiede, wenngleich die Ergebnisse einen Gipfel des Symptombeginns am Wochenende erkennen lassen (siehe Bild 9 und 10).

Bei der circadianen Auswertung der Alarmierungen können die Ergebnisse von Arntz (1992) bestätigt werden. Zwischen 5 Uhr und 10 Uhr morgens kam es zu einem raschen Anstieg der Alarmierungshäufigkeit, die in den Mittagsstunden ihr Maximum überschritt und in den Abendstunden noch einmal anstieg, um ihren absoluten Tiefpunkt in den frühen Morgenstunden zu erreichen. Bei diagnosenbezogener Aufschlüsselung der Untergruppen zeigte sich allerdings, daß der von Arntz gezeigte zweite Gipfel der Alarmierungsstichworte am Abend nicht durch Patienten mit Herzinfarkt bedingt ist, sondern vorwiegend durch Patienten mit Angina pectoris (siehe Bild 11 und 14).

Die Ursachen für diese circadiane Periodizität sind derzeit nicht geklärt. In der Diskussion um Ursache und Wirkung sind der Blutdruck, die Herzfrequenz, der koronare Blutfluß, die Blutviskosität, die Thrombozytenaggregation, die Aktivität der körpereigenen Fibrinolyse, sowie die Plasmakonzentrationen von Cortisol und Katecholaminen. Hier sind circadiane Periodizitäten nachgewiesen (Muller, 1989). Es ist letztlich nicht klar, ob eine ursächliche Beziehung vorliegt, oder ob gemeinsame andere Mechanismen diskutiert werden müssen. Denkbar wären z. B. gesellschaftliche oder psychologische Triggermechanismen, die bisher wenig oder gar nicht untersucht sind (Tofler, 1991). Hierzu gehören möglicherweise auch das frühmorgendliche Aufstehen, latente Ängste oder körperliche Aktivität und der Zeitpunkt des Rauchens. Die circadiane Periodizität kann durch Betablocker, Acetylsalicylsäure oder Dosisanpassung von Calciumantagonisten beeinflußt werden (Andreotti, 1991;Goldstein,1991; Herren, 1992; ISIS-2 Collaborative Group, 1992; Mulcahy, 1988, 1991). Körperliches Training beeinflußt die circadiane Periodizität von Herzinfarkten (Zornosa, 1992), die linksventrikuläre Funktion und das Auftreten von ventrikulären Extrasystolen dämpfend (Gillis,

1992). Beide Parameter gelten als Prädiktoren des Sekundenherztodes; in der hier vorgelegten Untersuchung wurde eine deutliche circadiane Periodizität auch für den Aufnahmezeitpunkt toteingelieferter Patienten gefunden.

Ein wesentlicher geschlechtsabhängiger Unterschied konnte weder für den Alarmierungszeitpunkt noch für den Symptombeginn deutlich gemacht werden. Bei Übereinanderprojektion der circadianen Verteilungsmuster von Symptombeginn und Alarmierung folgt die Kurve der Alarmierungen dem Symptombeginn mit einer zeitlichen Verzögerung von einer bis zwei Stunden (Bild 17 bis 20). Diese Verzögerung war bei der Diagnose Herzinfarkt deutlicher ausgeprägt als bei Verdacht auf Herzinfarkt. Unter dieser Diagnose manifestierten sich, erkennbar an hoher Intubations- und Reanimationsrate, offensichtlich akute Komplikationen der ischämischen Herzerkrankung; es liegt auf der Hand, daß frühzeitig Hilfe gesucht wurde.

Es fanden sich Unterschiede in den Altersgruppen für die Alarmverzögerung des Patienten (Bild 21 bis 24). So alarmierten innerhalb von einer Stunde nach Symptombeginn bei akutem Myokardinfarkt 61,4 % der unter 50jährigen den Rettungsdienst, während dies nur bei 38,6 % der über 80jährigen der Fall war. Am längsten setzten sich insgesamt Patienten mit pectanginösen Beschwerden alleine mit ihrer klinischen Symptomatik auseinander, während dies bei Patienten mit Herzinfarktverdacht, bei denen häufig akute Komplikationen anzutreffen sind, weniger Zeit in Anspruch nahm. Neben der Altersabhängigkeit der Zeitdauer zwischen Symptombeginn und Alarmierung gibt es einen geschlechtsspezifischen Unterschied (Bild 25). Frauen nahmen mit Ausnahme der Altersgruppe unter 50 Jahren deutlich später Hilfe in Anspruch als Männer. Insgesamt warteten sie im Mittel 4,9 Stunden (Median 1,5 Stunden) während Männer sich im Mittel 3,5 Stunden und im Median nach 1 Stunde meldeten. 50 - 65jährige Frauen alarmierten im Mittel nach 3,9 Stunden (Median 1 Stunde), während über 80 Jahre alte Frauen 5,6 Stunden bis zur Alarmierung warteten (Median 2 Stunden). Der Grund dafür ist unklar; entweder sind Frauen mit Schmerzen belastbarer als Männer, oder sie suchen bei gleicher Belastung erst später Hilfe.

Nachts warteten Patienten mit ischämischer Herzerkrankung länger bis zur Alarmierung des Rettungsdienstes als tagsüber. So alarmierten nachts 48,9 % der Patienten innerhalb der ersten Stunde, während dies tagsüber 57,9 % waren. Dieser Unterschied galt im wesentlichen für alle Diagnosen und spricht dafür, daß hier nicht nur endogene Faktoren die circadiane Periodizität beeinflussen.

Die Zeit vom Symptombeginn bis zur Alarmierung wird auch Patientenentscheidungszeit genannt (Flötotto, 1975). Sie machte den allergrößten Anteil an der Prähospitalzeit aus.

4.3 Alarmierung der Rettungsleitstelle

Wandte sich der Patient unter der zentralen Notrufnummer 112 an den Berliner Rettungsdienst, so konnte anhand von 62 Notfallanrufen gezeigt werden, daß es in der überwiegenden Anzahl der Fälle zu einer raschen Alarmierung des Notarztes mit einer Verzögerung von 2,63 Minuten vom Beginn des Anrufs bis zur Alarmierung gekommen war. Dies entspricht internationalem Standard. Auffällig war der geringe Anteil von Notfallanrufen durch den Patienten selbst und der große Anteil von Anrufen durch Ärzte. Dies entspricht den Erfahrungen aus Ludwigshafen, wo sich 54 % der Patienten an den Hausarzt wandten (Rustige, 1990). Die überwiegende Anzahl der Anrufe kamen von Familienangehörigen und Hausärzten. Dies muß bei dem Bemühen, die Patientenentscheidungszeit zu verkürzen, in Zukunft sehr viel stärker berücksichtigt werden.

Bemerkenswert gering waren die Bemühungen der Leitstellenmitarbeiter, gezielt nach der medizinischen Symptomatik zu fragen, obwohl sie als Rettungssanitäter ausgebildet waren. Daraus ergab sich in 20 % der Notfallanrufe eine Fehleinschätzung bestehender Lebensgefahr. Weltweit werden derzeit für Notfallanrufe zunehmend Vitalschemata eingesetzt, die im Sinne einer Checkliste eine gezielte Abfrage von Symptomen (Bewußtlosigkeit, Pulslosigkeit, Atemstillstand, etc.) ermöglichen (Fertig, 1992). Dies würde auch zu einer gezielteren Gesprächsführung durch den Leitstellenmitarbeiter führen, ihn selbst sicherer machen und durch diese Sicherheit wohl auch den Umgangston am Telefon verbessern helfen, der in fast 20 % der Fälle zu wünschen übrig ließ.

Technische Probleme während dieser Telefonate waren in erster Linie durch Bedienungsprobleme im Dialog mit dem Großrechner gegeben. Dies führte zu Gesprächspausen, die dem Anrufer nicht erklärt wurden und ihn verunsicherten. Hauptproblem bei diesem Rechnerdialog ist die Identifizierung und Plausibilitätskontrolle von Straßennamen und Hausnummer. Ist dies gelungen, wird das Gespräch vom Leitstellenmitarbeiter oft floskelhaft abgebrochen, ohne daß dem Anrufer ein telefonisches standardisiertes Hilfsangebot unterbreitet worden wäre, wie dies in einigen Ländern üblich ist (American College of

Emergency Physicians, 1990; Kellermann, 1989; Verdile, 1989). Dies erscheint in den Fällen besonders nötig, bei denen es sich um eine Wiederbelebungssituation handelt (Culley, 1991; Eisenberg 1985, 1986). Bereits vor 6 Jahren wurde auf Kommunikationsprobleme bei Notfallanrufen hingewiesen (Garms-Homolová, 1987), ohne daß allerdings nachteilige Konsequenzen für den Patienten mit untersucht worden waren. Nach Ende des Telefongespräches dauerte die Beschickung des Alarms oft weniger als eine Minute. Der Notfallanruf ist insgesamt ein zeitlich kurzes Glied der Rettungskette, hat aber eine entscheidende Bedeutung. So kam es zu Alarmierungsverzögerungen des Notarztes von maximal 15 Minuten. Eine Initiative zur inhaltlichen Verbesserung der Leitstellenarbeit wurde eingeleitet.

4.4 Dauer bis zum Eintreffen des Notarztes

Nach der Alarmierung trafen Berliner Notarztwagen bei 11 531 Alarmierungen zu ischämischen Herzerkrankungen im Mittel (Median 7 Minuten) nach 7,3 Minuten ein (siehe Bild 26). Dies entspricht nationalen und internationalen Erfahrungen. Im Bereich der Großstadt Essen werden 50 % der Patienten nach 7 bis 9 Minuten erreicht (Oberlacke, 1987). In den Vereinigten Staaten trafen in 5 großen Städten paramedizinische Ambulanzen im Mittel nach 7,7 Minuten ein. Im Untersuchungszeitraum von 3 Jahren unterschieden sich die Eintreffzeiten in Verkehrsspitzensituationen und in verkehrsärmeren Perioden nicht.

Bei der Untersuchung von 2 537 Infarktpatienten des hauseigenen Notarztwagens entstand bei einer Trendanalyse der Eindruck, daß sich die Zeit vom Symptombeginn bis zum Eintreffen des Arztes im Mittel und im Median verkürzt hat (siehe Bild 35). Da sich die Eintreffzeiten des Notarztwagens in dieser Zeit trotz zunehmenden Verkehrsaufkommens nicht verlängert hat und sich im Untersuchungszeitraum die Vorgehensweise in der Leitstelle nicht verändert haben, könnte dies retrospektiv auf eine Verkürzung der Patientenentscheidungszeit zurückzuführen sein. Im Rahmen des Ludwigshafener Pilotprojektes konnte festgestellt werden, daß öffentliche Aufklärung kurzfristig zu einer deutlichen Verkürzung der Prähospitalzeit führt. Diese Zeit konnte innerhalb eines Jahres bei 217 Patienten im Median von 4 auf 2 Stunden gesenkt werden (Rustige, 1990). In Wien kamen von 272 Infarktpatienten 44 % innerhalb von 3 Stunden in die Klinik (Frohner, 1989). Im Median lag der Zeitraum vom Symptombeginn bis zur ärztlichen Behandlung durch den Notarzt bei den

Patienten auf unserem Notarztwagen bei 1,5 Stunden über den gesamten Untersuchungszeitraum vom 1987 bis 1991, ohne daß eine öffentliche Aufklärungsaktion, die aus vielen anderen Gründen wünschenswert wäre, stattgefunden hätte. Da der Notarzt die Patienten schneller erreicht, als sie selbst in die Klinik gelangen können, sollte bei Information der Öffentlichkeit die Hilfe vor Ort stärker in den Mittelpunkt rücken. In Ludwigshafen kam es nicht zu einer befürchteten Zunahme von Patienten mit anderen thorakalen Beschwerden während der Medienarbeit (Rustige, 1990).

4.5 Präklinischer Patientenstatus

Bei der Erhebung des Patientenstatus auf allen Berliner Notarztwagen von 1986 bis 1988 fanden sich vorwiegend Herzrhythmusstörungen als Komplikationen (siehe Bild 27). Dementsprechend waren vor allem antiarrhythmische Maßnahmen neben dem Freihalten der Atemwege und einer Optimierung der Sauerstoffversorgung durch Intubation und Beatmung erforderlich (siehe Bild 28 bis 30). Die Verteilung von Komplikationen und Maßnahmen läßt eine hinreichende Trennschärfe der Diagnosen erkennen. So wurden bei Angina pectoris am wenigsten Komplikationen beobachtet und darauffolgende invasive Maßnahmen ergriffen. Bei der Diagnose Herzinfarkt waren derartige Komplikationen in ähnlicher Größenordnung zu beobachten und Maßnahmen wurden in ähnlicher Größenordnung getroffen wie im Durchschnitt der Gesamteinsätze. Auffällig ist eine wesentlich höhere Rate von Atemstillständen, Asystolie, Kammerflimmern und daraus folgende Reanimations- und Defibrillationsmaßnahmen bei der Diagnose Verdacht auf Herzinfarkt. Ähnliches mußte bei der Gesamtauswertung aller Infarktpatienten auf dem Notarztwagen des Hauses für die Diagnose Infarkt anderer Lokalisation beobachtet werden. Diese Patienten zeigten auch am häufigsten eine Linksherzinsuffizienz bzw. ein sprudelndes Lungenödem sowie einen kardiogenen Schock. Diese Unterschiede können zum einen durch die klinische Einschätzung des Notarztes bedingt sein, da sich hier oft eine hochdramatische Situation fand, zum anderen muß festgestellt werden, daß auf den Berliner Notarztwagen von 1986 bis 1988 nur bei 80,6 % der Patienten mit ischämischen Herzerkrankungen ein EKG abgeleitet wurde, bei Verdacht auf Herzinfarkt nur in 74,5 % aller Diagnosen. Diese Rate von Elektrokardiogrammen erscheint gerade bei ischämischen Herzerkrankungen und vor dem Hintergrund der Diskussion um präklinische Lyse unverhältnismäßig niedrig. Bei der Untersuchung der Infarktpatienten des eigenen Notarztwagens von 1978 bis 1991 wurde in 97,6 % der Fälle ein EKG abgeleitet, bei der Diagnose Infarkt anderer Lokalisation in 97,4 % der Fälle. Bei den andern Patienten lag ein EKG, angefertigt von vorbehandelnden Ärzten, vor. Aufgrund des Komplikationsmusters (siehe Bild 36 bis 38) kann erwartet werden, daß die unterschiedlichen Zuordnungen möglicherweise Patienten mit ähnlicher Klinik betrafen. Eine präklinische apparative Diagnostik mit dem EKG unterblieb gelegentlich.

Wenn Reanimationsmaßnahmen erforderlich wurden, wurden sie über die Dauer des Untersuchungszeitraumes des hauseigenen Notarztwagens nur in 2 % von Laien und in 8 % von anderem ärztlichen Personal von 1987 bis 1991 eingeleitet. Die überwiegende Anzahl von Reanimationen bei akutem Herzinfarkt (90 %) wurde nach Eintreffen von den Besatzungen der Rettungswagen und der Notarztwagen eingeleitet. Dies unterstreicht einmal mehr die Dringlichkeit von Ausbildungsmaßnahmen in Wiederbelebungstechniken für Laien und die Notwendigkeit der weiteren telefonischen Betreuung des Anrufers durch die Rettungsleitstelle nach Aufnahme der Notrufmeldung mit Anleitung zur Hilfe.

Obwohl bei der Statuserhebung eine erhebliche Anzahl von Komplikationen festgestellt werden mußten, verstarben in Anwesenheit des Notarztes am Einsatzort oder beim Transport auf dem Notarztwagen unseres Hauses nur 1,6 % der Patienten, und auf allen Berliner Notarztwagen im Zeitraum von 1986 bis 1988 waren es 2,2 %.

4.6. Entwicklung der präklinischen Therapie von 1978 bis 1991

Die Therapiegewohnheiten auf dem hauseigenen Notarztwagen haben sich von 1978 bis 1991 verändert (siehe Bild 40 bis 43). Dies betraf nicht nur die Thrombolyse. Zu Beginn des Untersuchungszeitraumes erhielten über 80 % einen periphervenösen Zugang. Mit Einführung eines Sets für zentrale Venenkatheter, die sich sehr leicht von peripher vorschieben lassen, nahm die Rate zentraler Venenkatheter deutlich zu und erreichte Mitte der 80er Jahre einen Anteil von 80%. Gegen Ende des Untersuchungszeitraumes wurden beide Techniken etwa gleich häufig angewandt. Eine interessante Entwicklung ist der Einsatz von Nitraten unter besonderer Berücksichtigung der seit 1981 präklinisch eingesetzten Dauertropfinfusion; parallel dazu ging der Einsatz von morphinartigen Analgetika zurück. Der Anteil von Sedativa nahm während des Untersuchungszeitraumes allerdings zu. Auch der seit Mitte der 80er Jahre vermehrt übliche Einsatz von

Calciumantagonisten ging zum Ende des Untersuchungszeitraumes in ähnlicher Weise von über 40 % bis auf einen relativen Anteil von unter 10 % zurück. Diese medikamentösen Maßnahmen wirkten insgesamt mit quantitativen Unterschieden auch im Sinne einer Vorlast- und Nachlastsenkung; die Entwicklung des Puls- und Blutdruckverhaltens (siehe Bild 44) könnte darauf hindeuten. Gegen Ende des Untersuchungszeitraumes wurden weniger Antiarrhythmika eingesetzt als zu Beginn. Andererseits wurde mehr Nitroglycerin, das durch schnelle Vorlastsenkung für eine Verbesserung der Ejektionsfraktion sorgen kann, auch als Dauertropfinfusion eingesetzt. Darüberhinaus nahm der Anteil präklinisch eingesetzter Diuretika deutlich ab, möglicherweise ist auch dieses auf eine zunächst ausreichende kausale Therapie mit Nitroglycerin zurückzuführen. Auf den Einsatz eines präklinisch kaum zur Wirkung gekommenen Aldosteronantagonisten wurde seit 1987 völlig verzichtet. Der Anteil sonstiger Medikamente ging während des Untersuchungszeitraumes deutlich zurück.

Diese historische Entwicklung auf dem eigenen Notarztwagen kann dahingehend interpretiert werden, daß präklinische Therapie des akuten Myokardinfarkts von einer gewissen Polypragmasie gegen Ende des Untersuchungszeitraumes standardisierter eingesetzt wurde. Dafür spricht auch der Einzug von Antikoagulantien und der Thrombolyse in die präklinische Notfallmedizin des akuten Myokardinfarkts in der zweiten Hälfte der 80er Jahre. Die präklinische Thrombolyse konnte allerdings nur bei weniger als einem Drittel aller präklinischen Patienten mit akutem Myokardinfarkt eingesetzt werden, obwohl schnelles Eintreffen nach Symptombeginn bei einem deutlich größeren Teil der Patienten eine Thrombolyse hätte ermöglichen können.

Eine wesentliche Basismaßnahme bei Patienten mit ischämischer Herzerkrankung ist unstrittig die Verabreichung von Sauerstoff. Während 81,1 % der Patienten unseres Notarztwagens im Untersuchungszeitraum Sauerstoff erhielten, war dies bei der Diagnose Herzinfarkt auf allen Berliner Notarztwagen / RTH nur bei 62,7 % erfolgt und bei allen Patienten in 47,6 %. Meines Erachtens dürfen auch vor dem Hintergrund neuer Therapieverfahren Basismaßnahmen ihre Bedeutung nicht verlieren. Die Gabe von Sauerstoff sollte obligat sein (Schuster, 1984).

4.6.1 Präklinische Thrombolyse

Der Einsatz der präklinischen Thrombolyse wurde andernorts ähnlich wie bei uns zu Beginn der 80er Jahre nur in vital bedrohlichen Situationen, wie unter 3.4 beschrieben, durchgeführt. Hierfür kam neben der therapierefraktären fulminanten Lungenarterienembolie insbesondere die zunächst erfolglose Reanimation von Patienten mit vermutetem Myokardinfarkt infrage (Bodemann, 1988; Gramann, 1991; Hochrein, 1987). Mitte der 80er Jahre wurden auf unserem Notarztwagen etwa 10 % der Patienten unter der Annahme eines möglichen Zeitgewinns thrombolysiert. In dieser Zeit wurden erste Arbeiten veröffentlicht, die die präklinische Lyse als Routinetherapie möglich erscheinen ließen (Korem, 1985; Topol, 1986; Martens, 1987). Da bekannt war, daß die Reduktion der Sterblichkeit bei schnellem Thrombolysebeginn innerhalb von einer Stunde am größten ist (GISSI-1, 1987; ISIS-2, 1988), konnte aus ethischen Gründen keine Blindstudie, auch nicht unter dem Aspekt eines cross-over, durchgeführt werden. Das Ziel war es, in Anbetracht kurzer Eintreffzeiten beim Patienten (Median 1,5 Stunden, Männer 1 Stunde, Frauen 2 Stunden) die Thrombolyse in dieser Phase im Notarztwagen auf Wirksamkeit, Handhabung und Komplikationen zu untersuchen. Darüberhinaus hätte einer Vergleichsgruppe der subjektive Schmerzrückgang (43 %) und eine Rückbildung der ST-Hebungen bis zur Aufnahme in die Klinik (21 %) vorenthalten werden müssen. In Berlin konnte inzwischen ein besonders günstiger Einfluß der Lyse innerhalb von 1,5 Stunden auf Infarktgröße, linksventrikuläre Funktion und Letalität gezeigt werden (Linderer, 1992, im Druck).

An der Untersuchung waren 111 Patienten (84 % Männer und 16 % Frauen) vom 04.09.1988 bis zum 28.02.1990 beteiligt. Dies entsprach einem relativ höheren Männeranteil als dies insgesamt mit 62,5 % von 1978 bis 1991 auf dem Notarztwagen unseres Hauses festgestellt wurde. Das mittlere Alter der Patienten mit 54 bzw. 55 Jahren deutet auf eine gewisse positive Auswahl hin, da das Durchschnittsalter ansonsten insgesamt bei 66,4 Jahren lag. Bei Untersuchung von Infarktlokalisationen (siehe Bild 63) fand sich im untersuchten Patientenklientel ein etwas größerer Anteil an Hinterwandinfarkten und ein geringerer Anteil an Infarkten anderer Lokalisation als dies im Gesamtpatientenklientel von 4 671 Patienten des Reanimationszentrums von 1969 bis 1991 und in großen Studien der Fall war (TIMI II B, 1989; GISSI, 1987).

Die Thrombolyse konnte im Mittel nach 1,7 bzw. nach 1,6 Stunden nach Eintritt des Schmerzes begonnen werden (siehe Bild 65). Dies ist etwas länger als in einer ähnlichen Studie in Hamburg gezeigt werden konnte (1,4 Stunden Mathey,1990), schneller als in Creteil (2,25 Stunden Castaigne, 1989) und sehr deutlich schneller als in der klinischen Vergleichsstudie einer invasiven und konservativen Strategie nach Behandlung mit intravenöser Alteplase bei akutem Herzinfarkt (2,6 Stunden TIMI II, 1989). Die genannten Untersuchungen wurden etwa im selben Zeitraum durchgeführt. Bei einer Übersicht über 9 präklinische Lysestudien von 1985 - 90 wurde eine mittlere Dauer von 1,8 Stunden bis zum Beginn der Thrombolyse über 434 Patienten errechnet (Roth, 1991). Nach Vorabinformationen aus der EMIP - Studie betrug bei 5 417 eingeschlossenen Patienten die Zeit bis zur ersten prähospitalen Injektion 2,16 Stunden im Median. Die Beurteilung eines Zeitgewinns ist durch das Fehlen einer Kontrollgruppe erschwert, aber nicht unmöglich. Geht man davon aus, daß die Behandlung während des Transportes in die Klinik bereits durchgeführt wird und daß der Patient nach stationärer Aufnahme erneut mindestens ebensolange untersucht wird wie präklinisch durch den Notarzt üblich, ergibt sich ein Zeitgewinn von mindestens 28 bis 33 Minuten. Im Vergleich der internationalen Literatur wird der Zeitgewinn auf 18 bis 68 Minuten geschätzt. In der Hamburger Notarztwagenstudie wurde ein Zeitgewinn von 45 Minuten ermittelt (Mathey, 1990).

Alle eingeschlossenen Patienten hatten bis auf eine Ausnahme einen akuten Myokardinfarkt. Bei diesem Patienten mit disseciierendem Aortenaneurysma war die Einleitung der Thrombolyse zwar problematisch, jedoch nicht die Todesursache. Die Symptomatik und die EKG-Veränderungen entsprachen einer akuten Infarktklinik. Die gleiche Therapie wäre später mit großer Wahrscheinlichkeit auch in der Klinik angewandt worden. Eine Echokardiographie hätte vor Thrombolysebeginn zur richtigen Diagnose führen können; dies ist jedoch zur Indikation einer Thrombolyse unüblich; die Angiographie führte zur Diagnose, der Patient verstarb intraoperativ. In einer präklinischen Untersuchung des Berliner Universitätsklinikums Steglitz wurden in einem Untersuchungszeitraum von 19 Monaten bei 4 von 272 Patienten eine Fehldiagnose gestellt (Arntz, 1992).

Da in der ersten Behandlungsgruppe 2 intracerebrale Blutungen aufgetreten waren, wurde die Infusionsdauer für die Behandlungsgruppe 2 während der Studie verlängert. Dies könnte erklären, weshalb 70 Minuten nach Lysebeginn 85 % der Infarktgefäße dieser Gruppe reperfundiert waren, während dies in der ersten Gruppe mit kürzerer Infusionsdauer bereits nach 60 Minuten und, ohne daß dies einen sehr großen Unterschied ausmachen würde, in 80 % der Fall war.

Die Komplikationen, Hypotension und Herzinsuffizienz, die der Notarzt zu beherrschen hatte, waren unter laufender Thrombolysetherapie tendenziell geringer als vor Lysebeginn.

Wie schon weiter oben gezeigt werden konnte, war auch bei dieser Patientengruppe die Entscheidungszeit bis zur Benachrichtigung des Rettungsdienstes zeitlich der bedeutendste Faktor der Prähospitalzeit (siehe Bild 64). Vor allem aus diesem Grunde konnte die Therapie 1,6 bzw. 1,7 Stunden nach Schmerzbeginn begonnen werden. Eine weitere Phase, die vielleicht noch verkürzt werden könnte, ist die Dauer von der Anfertigung des ersten EKG bis zum Infusionsbeginn. Dies ist neben der Versorgung des Patienten vor allem auf den komplizierten Infusionsmodus (Richten einer Motorspritzenpumpe und Auflösung der Substanz) und die Aufklärung des Patienten über die Durchführung einer Studie zurückzuführen.

Die meisten Fehler bei der präklinischen Thrombolyse lagen an technischen Defekten. Hauptfehlerquelle war eine defekte Motorspritzenpumpe. Eine weitere wesentliche Fehlerquelle war die Falschdosierung durch nicht zeitgerechte oder vergessene Umschaltung der Motorspritzenpumpe. Ein ideales Thrombolytikum hat sich derzeit noch nicht herauskristallisiert (Schröder, 1988; ISIS-3 Study Group, 1992). Da es von entscheidender Bedeutung ist, wie schnell eine Thrombolyse eingeleitet wird, spielt die Unkompliziertheit der Anwendung eine entscheidende Rolle. Am häufigsten wurde Streptokinase eingesetzt, gegen Ende des Untersuchungszeitraumes aller Herzinfarktpatienten auf unserem Notarztwagen wurden die meisten Patienten mit Anistreplase behandelt, deren Reokklusionsrate niedriger als die von Alteplase angegeben wird (Neuhaus, 1992). 1990 konnten 28,1 % aller Infarktpatienten (ohne Berücksichtigung der Studie) auf dem NAW des Hauses thrombolysiert werden (zum Vergleich Arntz, 1990 45 %). Weitere wichtige Ergebnisse über prästationäre thrombolytische Therapie werden vom Europäischen Myokardinfarktprojekt (EMIP) in Kürze erwartet.

Eine präklinische Thrombolyse setzt gute Kenntnisse in der EKG-Interpretation voraus. Da dies flächendeckend aber leider realistisch nicht gegeben ist, wurde in dieser Untersuchung auch auf die Möglichkeit einer EKG-Übertragung in die Klinik oder ein kardiologisches Zentrum über Funk oder Draht berichtet. Durch den Einsatz Modem-tauglicher EKG-Geräte kann die durchschnittliche

Übertragungszeit von 2 Minuten (siehe 3.4.6) noch weiter reduziert und die Übertragungsqualität gesteigert werden (Yamamoto, 1989). Diesen Weg ging man in Rhode Island, wo Paramedics eine 12 - Kanal Ableitung in die Klinik übertrugen und eine präklinische Lyse einleiteten (McKendall, 1991). Ein anderer Weg wäre die Nachalarmierung eines Kardiologen wie in der TEAHAT Studie an den Einsatzort (Risenfors, 1991).

4.7 Stationäre Bezugsgruppen

Die Erfassung und Auswertung von 4 671 Patienten mit akutem Myokardinfarkt, die anteilig unter 27 472 Patienten im Reanimationszentrum des Hauses behandelt wurden, sollte ursprünglich nur der Einschätzung der Letalitätsentwicklung von dem Moment an dienen, an dem es üblich wurde, diese Patienten intensivmedizinisch zu versorgen. Am Ende der Rettungskette, d. h. bei stationärer Aufnahme im Krankenhaus fanden sich jedoch erneut chronobiologische Aspekte und Hinweise darauf, weshalb auf den Notarztwagen weitaus weniger Patienten mit ischämischer Herzerkrankung versorgt wurden, als dies unter Anlehnung an die Todesursachenstatistik der Bundesrepublik Deutschland zu erwarten gewesen wäre.

Die Aufnahme auf die Intensivstation erfolgte nur zu einem ganz geringen Teil über einen Notarztwagen (5,8 %). Erst zu Beginn der 90er Jahre erhöhte sich der relative Anteil bis auf 21,8 %. 27 % der Patienten kamen direkt, d. h. mit einem nichtärztlich besetzten Rettungsmittel oder privat auf der Intensivstation zur Aufnahme. 31 % der Patienten wurden von anderen Abteilungen auf die Intensivstation verlegt, ein Großteil von ihnen wurde in neuerer Zeit aus dem Herzkatheterlabor übernommen, 36 % der Patienten aus der Aufnahmestation. Unter ihnen war der Anteil von Patienten mit enzymatischem Myokardinfarkt besonders hoch. Diese Gruppe besonders alter Patienten (im Median 70 Jahre) wurde besonders durch den Anteil älterer Frauen (Median 75 Jahre) geprägt. Gerade die Gruppe älterer Menschen mit Betonung der Frauen zeigte aber bei den präklinischen Untersuchungen nur geringe Bereitschaft, den Rettungsdienst frühzeitig in Anspruch zu nehmen. Bei Untersuchung des Transportweges in die Notaufnahme stellte sich heraus, daß nur 5,9 % der Infarktpatienten in Begleitung eines Notarztes zur Abklärung aufgenommen wurden. 94,2 % aller Infarktpatienten der Notaufnahmestation kamen ohne ärztliche Begleitung. Diese Ergebnisse erlauben zwar keine direkten Hochrechnungen auf absolute Zahlen in

Berlin. Es ist bedauerlich, daß 33 % aller Patienten ohne Transportmittel das Krankenhaus aufsuchten, und daß 27,4 % der Patienten mit einem Krankentransport zumeist von niedergelassenen Ärzten geschickt wurden. Insgesamt kamen somit 63,6 % aller Infarktpatienten der internistischen Notaufnahmestation, deren Transportmittel ermittelt werden konnte, unversorgt in die Klinik. Die Ursachen dafür können nicht nur in einer blanden klinischen Symptomatik gesucht werden, sondern in mangelnder Information über Rettungsmittel und Versorgungsmöglichkeiten. Es muß davon ausgegangen werden, daß sich Patienten, die mit privaten Krankentransporten zur Aufnahme kamen, zunächst an ihren Hausarzt oder einen Bereitsschaftsarzt gewandt hatten, der dann eine stationäre Einweisung veranlaßte. Den Patienten, die ohne Transportmittel selbst zur Aufnahme kamen, dürften zum großen Teil weder über die Gefährlichkeit ihrer Situation noch über mögliche Hilfe informiert gewesen sein. Somit wird klarer, weshalb im Rettungsdienst zwar viele Patienten gesehen und versorgt werden, dies anteilig aber eine viel zu kleine Gruppe ist.

Die Letalitätsentwicklung bei akutem Myokardinfarkt zeigte einen erfreulichen Rückgang seit Beginn des Untersuchungszeitraumes bis auf 6 % (1990) bzw. 9,8 % (1991) mit einem starken Gefälle der Altersgruppen (< 50Jahre insgesamt 4,4 %, > 80 Jahre insgesamt 36,6 %). Eine Erklärungsmöglichkeit liegt in dem hohen Anteil von Patienten, die anfänglich nur aufgrund von Komplikationen und nicht aufgrund der Diagnose an sich zur Aufnahme in der Intensivstation kamen. Dies war jedoch nur bis Anfang der 70er Jahre der Fall, wo die Letalität auf der Intensivstation noch zwischen 40 und 50 % betrug. Am Ende des Untersuchungszeitraumes betrug die Letatität 6 % (1990) bzw. 9,8 % (1991). Möglicherweise lernte man den Umgang mit Herzrhythmusstörungen einschließlich der Behebung von Kammerflimmern mittels Defibrillation parallel zu mehr Erfahrung bei ansteigenden Patientenzahlen. Zwischen 1973 und 1976 wurde die Beatmung mit positiv endexspiratorischem Druck eingeführt und die Bemühungen um eine frühzeitige Revaskularisation nahmen seit Anfang der 80er Jahre deutlich zu. Heparinisierung, die Medikation mit Acetylsalicylsäure und wo immer möglich mit Betablockern mögen einen Beitrag geleistet haben. Die Reduktion der Letalität konnte nicht nur in unserem Hause (Klein, 1988) trotz einer annähernden Halbierung der Liegezeit auf der Intensivstation beobachtet werden und ist nicht auf die verkürzte Beobachtungsdauer zurückzuführen. Patienten mit lebensbedrohenden und letztlich tödlichen Komplikationen wurden nicht von der Intensivstation verlegt. Bei 50 % aller letztlich verstorbenen Patienten trat der Tod innerhalb von 48 Stunden nach Aufnahme ein.

Die Diskussion zur hier vorgelegten Untersuchung richtete sich nach dem Ablauf der Rettungskette. Am Ende der Rettungskette stand die stationäre Aufnahme. Aus diesem Grunde greife ich an dieser Stelle noch einmal kurz die unter 4.2 geäußerten Gedanken zu chronobiologischen Periodizitäten auf. Es ist nicht verwunderlich, daß für den Aufnahmezeitpunkt stationärer Patienten ebenfalls Hinweise auf eine saisonale und circadiane Periodizität gefunden wurde, wie dies anhand präklinisch versorgter Patienten unter 3.1 und 3.2 der Untersuchung gezeigt werden konnte. Wenn es derartige Periodizitäten gab, mußten sie auch in der Klinik gefunden werden können. Bei Untersuchung des Aufnahmezeitpunktes von sogenannten Toteinlieferungen fand sich ebenfalls eine circadiane Periodizität mit einem zweigipfligen Verlauf. Es war allerdings überraschend, daß auch der Tod an akutem Myokardinfarkt auf einer Intensivstation, auf der man rund um die Uhr eine ähnlich effektive Therapie erwarten konnte, ebenfalls von einer circadianen Rhythmik geprägt ist, die allerdings nicht so ausgeprägt ist, wie in den anderen Teilen der Untersuchung gefunden wurde. Die circadiane Periodizität des Todes an akutem Myokardinfarkt auf einer Station mit 24stündiger intensiver Therapie spricht meines Erachtens für das Überwiegen der oben angeführten endogenen Triggermechanismen.

5. Zusammenfassung

Die vorliegende Arbeit befaßt sich mit der notfallmedizinischen Versorgung von Patienten mit ischämischer Herzerkrankung. Im ersten Teil wurden 11 531 Patienten untersucht, die in den Jahren 1986 bis 1988 von 7 Notarztwagen und einem Rettungstransporthubschrauber mit den Diagnosen Angina pectoris, Verdacht auf Herzinfarkt und Herzinfarkt versorgt wurden (siehe 3.1). Im zweiten Teil wurden 2 537 Patienten untersucht, die auf dem Notarztwagen des eigenen Hauses von 1978 bis 1991 mit der Diagnose eines akuten Myokardinfarktes betreut wurden (siehe 3.2). Im dritten Teil wurden als stationäre Bezugsgruppen vorwiegend 4 671 Patienten von 1969 bis 1991 mit akutem Myokardinfarkt bezüglich der Letalitätsentwicklung und einiger Fragen untersucht, die sich aus den ersten beiden präklinischen Untersuchungsteilen ergeben hatten; dies betraf auch chronobiologische Aspekte (siehe 3.3). Im vierten Teil wurde eine prospektive Studie an 111 Patienten zur Prüfung auf Wirksamkeit, Handhabung und Komplikationen einer präklinischen Thrombolyse bei akutem Myokardinfarkt durchgeführt (siehe 3.4). Im fünften Teil untersuchte ich Notfallanrufe für 62 Patienten mit akutem Myokardinfarkt auf der Rettungsleitstelle der Berliner Feuerwehr auf ihre zeitliche und inhaltliche Effizienz (siehe 3.5).

Ziel war die Darstellung der Rettungskette für Patienten mit ischämischer Herzerkrankung in Berlin und die Beantwortung der in der Einführung gestellten 10 Fragen:

1. Im ersten präklinischen Teil der Untersuchung konnten Periodizitäten für die Verteilung aller 11 531 Alarmierungen im Jahresgang und Tagesgang festgestellt werden. In den Wintermonaten fanden sich die meisten Alarmierungen, in den Sommermonaten die wenigsten. Zwischen 5 und 10 Uhr morgens stieg die Alarmfrequenz rasch an, überschritt in den Mittagsstunden ihr Maximum und zeigte einen zweiten abendlichen Gipfel vor Erreichen eines absoluten Tiefpunktes in den frühen Morgenstunden. Bei 7 221 Diagnosen konnte auf den Zeitpunkt des Beschwerdebeginns zurückgerechnet werden; hierbei konnte die saisonale und die circadiane Periodizität bestätigt werden. Ähnliche Periodizitäten deuteten sich bei Untersuchung der stationären Bezugsgruppen für die stationäre Aufnahme von Infarktpatienten an, den Aufnahmezeitpunkt von Toteinlieferungen und den Zeitpunkt des Todes infolge akuten Myokardinfarktes.

2. Die Zeit bis Berliner Patienten mit ischämischer Herzerkrankung die Hilfe des Rettungsdienstes suchten, betrug im Mittel 4,1 Stunden (Median 1 Stunde). Bei

Frauen betrug diese Patiententscheidungszeit im Median eine halbe Stunde länger als bei Männern und über 80jährige warteten im Median 1,1 Stunde länger als unter 50jährige. Patienten mit Angina pectoris warteten im Median 0,2 Stunden länger als Patienten mit Herzinfarkt oder Infarktverdacht. Nachts meldeten sich diagnosenbezogen innerhalb der ersten Stunde insgesamt 48,9 %, tagsüber 57,9 %. Von 1978 bis 1991 reduzierte sich diese Patiententscheidungszeit tendenziell.

3. 96,7 % der Anrufer bei der Rettungsleitstelle waren nicht die Patienten selber, in 45 % waren es Familienangehörige, in 25,6 % Ärzte. Im Mittel wurde ein arztbesetztes Rettungsmittel nach 2,63 Minuten alarmiert (Median 1 Minute). In 19,3 % wurde durch den Leitstellenmitarbeiter bestehende Lebensgefahr nicht erkannt, in 19,3 % traten technische Probleme auf, in 17,7 % war der Umgangston inadäquat. In nur einem Fall wurde am Telefon medizinische Hilfe erteilt.

4. Der Notarzt traf im Mittel 7,3 Minuten nach Alarmierung auch zu Verkehrsspitzenzeiten beim Patienten ein (Median 7 Minuten). Unter Berücksichtigung der mittleren Alarmverzögerung in der Leitstelle traf der Notarzt 10 Minuten nach Ende der Patiententscheidungszeit ein.

5. Die häufigsten Komplikationen waren Herzrhythmusstörungen. Am häufigsten wurden Kammerflimmern, bei Infarkten anderer Lokalisation auf dem Notarztwagen unseres Hauses mit 15 % gefunden, eine Asystolie bei der gleichen Patientengruppe mit 12,8 %. In 19,4 % mußte eine Linksherzinsuffizienz diagnostiziert werden. Auf allen Notarztwagen von 1986 bis 1989 wurde Kammerflimmern am häufigsten unter der Diagnose Verdacht auf Herzinfarkt bei 12,3 % gesehen, eine Asystolie bei 6,7 % und bei 11,1 % ein Atemstillstand. Die häufigsten Maßnahmen, die bei der Diagnose Herzinfarkt ergriffen wurden, waren die Ableitung eines EKG (77,8 % alle NAW/RTH, 97,6 % NAW UKRV-C), die Verabreichung von Sauerstoff (62,7 % alle NAW/RTH, 81,1 % NAW UKRV-C) und Medikamenten sowie das Legen eines Zuganges (81,3 % alle NAW/RTH, 100% NAW UKRV-C). Diese medizinische Basisversorgung sollte intensiviert werden. 10,2 % aller Patienten mit ischämischen Herzerkrankungen auf den Berliner Notarztwagen/RTH wurden intubiert, 16 % wurden über eine Maske oder maschinell beatmet, 6,5 % wurden defibrilliert.

6. Die historische Entwicklung der präklinischen Notfalltherapie in 13 Jahren bei akutem Myokardinfarkt läßt eine Tendenz zur Vereinfachung, Standardisierung und zunehmender Homogenität der Therapie erkennen. Die Techniken des

zentralen und des peripheren Venenkatheters haben sich mit etwa 50 % nahezu angeglichen, die Nitrattherapie hat sich auch unter Einbeziehung einer Dauertropfinfusion als Mittel der Wahl durchgesetzt (1991 Nitrate 56 %, Dauertropfinfusion 63 %), der Einsatz morphinartiger Analgetika ging zurück (1991 51,7 %) und der Anteil präklinisch eingesetzter Diuretika (1991 7,9 %), Antiarrhythmika (1991 18 %) sowie der Gruppe sonstiger Medikamente nahm seit Ende der 70er Jahre deutlich ab (1991 23,6 %). Der Einsatz von Thrombolytika begann 1983 und erreichte 1990 einen Anteil von 28,1 % aller Infarktpatienten unseres Notarztwagens.

7. Bei prospektiver Untersuchung einer präklinischen Thrombolyse mit 100 mg Alteplase über 60 bzw. 90 Minuten wurde eine gute Wirksamkeit gefunden (60 Minuten Patency 80 % bzw. 90 Minuten Patency 85 %). Während der präklinischen Durchführung fanden sich tendenziell weniger Komplikationen als vor Einleitung der Therapie. Die Handhabung erwies sich aufgrund technischer Defekte und unterschiedlicher Dosierungsintervalle als verbesserungswürdig. Die Therapie konnte im Mittel 1,7 bzw. 1,6 Stunden nach Schmerzereignis begonnen werden, der Zeitgewinn betrug mindestens 28 bis 33 Minuten gegenüber der stationären Thrombolyse.

8. Bei der Untersuchung der stationären Bezugsgruppe konnte festgestellt werden, daß sich die Letalität von 40 bis 50 % Anfang der 70er Jahre bis auf 10 % (1990 und 1991) reduziert hat.

9. Die stationäre Aufnahme von Infarktpatienten auf die Intensivstation erfolgte in 27 % ohne ärztliche Begleitung. Unter Patienten, die in der internistischen Notaufnahme mit der Diagnose Myokardinfarkt aufgenommen wurden, betrug dieser Anteil 94,2 %, 33 % kamen mit eigener Kraft. 27,4 % wurden ohne ärztliche Begleitung mit einem Krankentransportwagen in die Klinik geschickt.

10. Unter dem Eindruck der Todesursachenstatistik des Statistischen Bundesamtes muß für 1986 bis 1988 befürchtet werden, daß ein zu geringer Anteil von Patienten mit ischämischer Herzerkankung in Berlin die Hilfe des Rettungsdienstes in Anspruch nahm. Diesen Eindruck bestätigt auch der große Anteil von Patienten, die ohne ärztliche Begleitung in die Klinik kamen. Die notfallmedizinische Versorgung von Patienten mit ischämischer Herzerkrankung sollte meines Erachtens folgendermaßen verbessert werden: die Periodizitäten des Symptombeginns sollten auf ihre Auslösemechanismen und deren

Beeinflußbarkeit untersucht werden. Eine verstärkte aber nicht zu kurzfristige Aufklärung der Bevölkerung könnte zunächst zielgruppenorientiert begonnen werden (Familienangehörige). Die Bevölkerung sollte über die Möglichkeit der Hilfe durch den Rettungsdienst unmißverständlich informiert werden (Zentrale Notrufnummer), um die Patiententscheidungszeit zu verkürzen. In der Rettungsleitstelle müssen dringlich die Abfragetechnik verbessert, technische Probleme minimiert und strukturierte telefonische Hilfsangebote bereitgestellt werden. Die Auswahl des geeigneten Rettungsmittels und der bestehende Zeitdruck muß auch einweisenden Ärzten vermittelt werden. Es muß deutlich gemacht werden, daß trotz mannigfacher Komplikationen in Anwesenheit des Notarztes nur etwa 2% der Infarktpatienten verstarben, die notärztliche Therapie somit dringlich und effektiv ist. Basismaßnahmen wie Sauerstoffgabe, Applikation eines venösen Zuganges und EKG-Diagnostik müssen immer wieder ins Gedächtnis auch der Notärzte zurückgerufen werden. Die Thrombolyserate bei Myokardinfarkt kann gesteigert werden, die Durchführung dieser Therapie unter einem einfachen Regime im Notarztwagen bietet sich an, da der Zeitgewinn erheblich und die Anzahl auszubildender Ärzte überschaubar ist.

Ansatzpunkt	*Ziel*	*Umsetzung*
Klinik	Verbesserung der Notaufnahme aller Patienten	Zusammenlegung von Aufnahme- und Intensivbereich
Notfallmedizin	Intensivierung von Diagnostik und Therapie	mehr EKG's, Sauerstoff, Zugänge und Thrombolysen
Rettungsleitstelle	Effektivere Beschickung und Hilfe	Verbesserte Abfragen Flow-Chart Einsatz am Telefon
Angehörige/Patienten	Verkürzung der Entscheidungszeit	Notfälle früher melden lernen

Bild 76 Notwendige Konsequenzen.

Die notfallmedizinische Versorgung von Patienten mit ischämischer Herzerkrankung in Berlin zeigt einen hohen Standard und ermöglicht rasches Eingreifen; sie sollte aber konsequent verbessert werden.

-----

6. Literaturverzeichnis

Ahlquist R. P., A study of the adrenotropic receptors, Am J Physiol 153, 586, (1948)

Ahnefeld F. W., Bilanz des Rettungsdienstes, DRK Schriftenreihe 55, 21, (1978)

American College of Emergency Physicians, Providing telephone advice from the emergency department, Ann Emerg Med 19, 600, (1990)

American Heart Association (AHA), Textbook of Advanced Cardiac Life Support, Second Edition, 1987, (1990)

Andreotti F., Cornelis K., Davis G. J., Huisman L. G. M., de Bart A., Maseri A., Effect of propranolol (long - acting) on the circadian fluctuation of tissue plasminogen activator and plasminogen activator inhibitor - 1, Am J Cardiol 68, 1295, (1991)

Arntz H.-R., Brüggemann Th., Willich S.N., Linderer Th., Stern R., Wegscheider K., Kelinski K., Storch W.H., Levenson B., Schröder R., Circadiane Variation kardiopulmonaler Notfälle - eine Feldstudie, Intensivmed 29, 18, (1992)

Arntz H.-R., Stern R., Linderer Th., Schröder R., Efficiency of a physician - operated mobile intensive care unit for prehospital thrombolysis in acute myocardial infarction, Am J Cardiol 70, 417, (1992)

Arntz H.-R., Storch W.-H., Völler H., Rennhak U., Schröder R., Möglichkeiten der i. v. Thrombolyse bei akutem Infarkt in der Prähospitalphase, Intensivmed 27, 150, (1990)

Atkins J. M., Emergency medical servive systems in acute cardiac care: State of the art, Circulation 74, suppl.IV, IV 4-1, IV-8, (1986)

Bailey C. P., May A., Lemmon W. M., Survival after coronary endarteriectomy in man, JAMA 164, 641, (1957)

Berliner Feuerwehr, 1.2.1. (I A 21), 06/86, 1.1 (I B 11), 10/86, 1.2 (I A 2), 02/88, Mappe Führung und Einsatz

Berliner Feuerwehr, Jahresberichte, (1986 - 1988)

Bertschat, F., Thrombolyseindikation bei Herzinfarkt: Präklinisch ein Problem?, Notfallmedizin 17, 322, (1991)

Blumgart H. L., Levine S. A., Berlin D. D., Congestive heart failure and angina pectoris. The therapeutic effect of thyreoidektomy on patients without clinical or pathologic evidence of thyroid toxicity, Arch Int Med 56, 866, (1933)

Bodemann T., Nunberger D., Hochrein H., Mehrfache systemische Frühlyse bei akutem Mokardinfarkt mit rezidivierendem Kammerflimmern, DMW 113, 467, (1988)

Bogaty P., David D., Waters D., Circadian patterns in coronary disease: the mournfulness of morning, Can J Cardiol 4, 5, (1988)

Bösselmann A., Entwicklung und Bedeutung des Rettungsamtes Berlin, aus dem Aktenbestand des Rettungsamtes, (1966)

Brauer C., Lehmann H.-U., Lehnert J., Hochrein H.: Übersicht und Aufteilung von 24 861 NAW-Einsätzen-(Teil III). Einsatzdiagnosen des Notarztwagens am Berliner Rudolf-Virchow-Krankenhaus von 1974 bis 1984. Intensivmed 23 201, (1986)

Castaigne A. D., Hervre C., Duval-Moulin A. M., et al., Prehospital use of APSAC: Results of a placebo - controlled study, Am J Cardiol 64, 30A, (1989)

Cremer B., Der Notarztwagen 235; eine retrospektive Studie der Jahre 1978 bis 1983, Dissertation, (1991)

Culley L. L., Clark J. J., Eisenberg M. S., Larsen M. P., Dispatcher - assisted telephone CPR: Common delays and time standard for delivery, Ann Emerg Med 20, 362, (1991)

Day H. W., An intensive coronary care area, Dis Chest 44, 423, (1963)

Dotter C. T., Judkins M. P., Transluminal treatment of arteriosclerotic obstruction. Description of a new technique and a preliminary report of its application, Circulation 30, 654, (1964)

Einthoven W., Über die Form des menschlichen Elektrokardiogramms, Pfüger's Archiv 60, 101, (1895)

Eisenberg M. S., Carter W., Hallstrom W., Cummins R., Litwin P., Hearne Th., Identification of cardiac arrest by Emergency dispatchers, Am J Emerg Med 4, 299, (1986)

Eisenberg M. S., Cummins R. O., Litwin P., Hallstrom A. P., Hearne Th., Dispatcher cardiopulmonary resuscitation instruction via telephone, Crit Care Med 13, 923, (1985)

Enos W. F., Holmes R. H., Beyer J., Coronary disease among United State soldiers killed in action in Korea, Preliminary report, JAMA 152, 1090, (1953)

European Myocardial Infarction Project (EMIP) Study Group, Vorabveröffentlichung nach Referaten das ACC Meeting in Dallas, Thrombolysis in Practice 2, 3, (1992)

Favaloro R. G., Saphenous vein autograft replacement of severe segmental coronary artery occlusion. Operative technique, Ann Thorac Surg 5, 334, (1968)

Fertig B., Hilfe per Draht, Rettungsdienst 15, 805, (1992)

Fleckenstein A., Kammermeier H., Döring H. J. et al., Zum Wirkungsmechanismus neuartiger Koronardilatatoren mit gleichzeitig sauerstoffeinsparenden Myokardeffekten, Prenylamin und Iproveratil. Z Kreisl Forschung 56, 716 und 839, (1967)

Flötotto F.-J., Harmjanz D., Untersuchungen zur prähospitalen Phase des Herzinfarktes, Z Kardiol 64, 489, (1975)

Frohner K., Buchelt M., Hief C., Podczeck A., Steinbach K., Patientenverhalten und Dauer der Prähospitalphase bei Myokardinfarkt, Dtsch med Wschr 114, 855, (1989)

Garms-Homolová V., Analyse und Beurteilung der Notfallrettung in Berlin, Untersuchungen zum Rettungswesen, Bundesanstalt für Straßenwesen, Bericht 21, (1987)

Gillis A. M., Peters R. W., Mitchell L. B., Duff H. J., McDonald M., Wyse G., Effects of left ventricular dysfunction on the circadian variation of ventricular premature complexes in healed myocardial infarction, Am J Cardiol 69, 1009, (1992)

GISSI-1 (Gruppo Italiano per lo studio della streptochinasinell' infarto miocardico): Longterm effects of intravenous thrombolysis in acute myocardial infarction: final report of the GISSI study. Lancet/II, 871, (1987)

Goldstein S., Effect of beta - adrenergic blocking agents on the circadian occurrence of ischemic cardiovascular events, Am J Cardiol 66, 63G, (1990)

Gramann J., Lange - Braun P., Bodemann T., Hochrein H., Der Einsatz von Thrombolytika zur Überwindung des akuten Herztodes, Intensivmed 16, 134, (1991)

Habel G., Einiges aus der Geschichte des Berliner Rettungswesens, Notfallmedizin - Historisches und Aktuelles, Laerdal[R] - Monographie 45, (1991)

Heberden W., Some accounts of a disorder of the breast. Trans Coll Physicians 2, 59, (1772)

Herren T., Urban P., Rutshauser W., Konsequenzen der circadianen Variabilität für die Behandlung der ischämischen Herzkrankheit, Schweiz Rundschau Med 81, 176, (1992)

Hochrein H., Helwig H.P., Ärztliche Stellungname und Bericht über den Modellversuch eines Notarztwagens in Berlin vom 18.9.1974-19.03.1975. Rudolf-Virchow-Krankenhaus Berlin, Hausmitteilung III, (1975)

Hochrein H., Martens U., Thrombolyse im Notarztwagen, Notarzt 3, 3, (1987)

Hoffmann A., Fibrillation of the ventricles at the end of attacks of paroxysmal tachycardia in man, Heart 3, 213, (1912)

ISIS-2 (Second International Study of Infarct survival) Collaborative Group: Randomised trial of intravenous streptokinase, oral aspirin, both, or neither among 17 187 cases of suspected myocardial infarction: ISIS-2. Lancet I, 349, (1988)

ISIS-2 (Second International Study of Infarct survival) Collaborative Group: Morning peak in the incidence of myocardial infarction: experience in the ISIS-2 trial. Europ Heart J 13, 594, (1992)

ISIS-3 (Third International Study of Infarct survival) Collaborative Group: A randomized comparism of streptokinase versus tissue plasminogen activator versus anistreplase and of aspirin plus heparin versus aspirin alone among 41 299 cases of suspected acute myocardial infarction: Lancet 339, 753, (1992)

Kellermann A. L., Hackman B. B., Some G., Dispatcher - assisted cardiopulmonary resuscitation, Circulation 80, 1231, (1989)

Kereiakes D. J., Weaver W. D., Anderson J. L., Feldman T., Gibler B., Aufderheide T., Williams D. O., Martin L. H., Anderson L. C., Martin L. S., McKendall G., Sherrid M., Greenberg H., Teichmann S. L., Time delays in the diagnosis and treatment of acute myocardial infarction: a tale of eight cities, report from the prehospital study group and the Cincinnati heart project, Am Heart J 120, 773, (1990)

Kite Ch., Essay on the recovery of the apparently dead, Rep Soc Inst 1774, (1788)

Klein W., Akute koronare Herzkrankheit, WMW 5, 118, (1986)

Koren G., Weiss A. T., Hasin Y., Appelbaum D., Welber S., Rozeman Y., Loton C., Mosseri M., Sapoznikov D., Luria M., Gotsman M. S., Prevention of myocardial demage in myocardial ischemia by early treatment with intravenous streptokinase, New Engl J Med 313, 1384, (1985)

Kouwenhoven W. B., Jude J., Knickerbocker G. G., Closed - chest cardiac massage. JAMA 173, 1064, (1960)

Lenk R., Röntgendiagnose der Koronarsklerose in vivo, Fortschr Röntgenstrahlen 35, 1265,(1927)

Lewis T., The mechanisma of the heart beat, Shaw, London, (1911)

Linderer Th., Schröder R., Arntz R., Heineking M.-L., Wunderlich W., Kohl K., Forycki F., Henzgen R., Wagner J., Prehospital Thrombolysis: Beneficial effects of very early treatment on infarct size and left ventricular function, JACC, zur Publikation angenommen, (1992)

Löwel H.,Lewis M., Keil U., Koenig W., Hörmann A., Bolte H.-D., Gostomzyk J., Zur Herzinfarktsituation in einer süddeutschen Bevölkerung: Ergebnisse des Augsburger Herzinfarktregisters 1985, Z Kardiol 77, 481, (1988)

Löwel H.,Lewis M., Hörmann A., Prognostische Bedeutung der Prähospitalphase beim akuten Myokardinfarkt. Ergebnisse des Augsburger Herzinfarktregisters 1985 - 1988, Dtsch Med Wschr 116, 729, (1991)

Lown B., Cardioversion of arrhythmias, Mod Concepts Cardiovasc Dis 33, 863, (1964)

Mannebach H., Hundert Jahre Herzgeschichte, Monographie, Springer (1988)

Martens U., Lange-Braun P., Langer R., Hochrein H., Systemische Frühlyse des akuten Myokardinfarktes: Vergleich zwischen Klinik und Prähospitalphase, Dtsch Med Wschr 112, 910, (1987)

Master A. M., Friedmann R., Dack S., The electrocardiogramm after standard exercise as a functional test of the heart, Am Heart J 24, 777, (1942)

Master A. M., Oppenheimer, E. T., A simple exercise tolerance test for circulatory efficiency with standard tables for normal individuals, Am J Med Sci 177, 223, (1929)

Master A. M., The role of effort and occupation (including physicians) in coronary occlusion, JAMA, 174, 942, (1960)

Mathey D.G., Büttner J., Geng G., Gutschmidt H.J., Herden H.N., Moecke H., Polster H., Raftopoulo R., Schofer J., Sheehan F.H., Voeltz P., Thrombolyse - Behandlung des akuten Myokardinfarktes am Notfallort, Dtsch med Wschr 115, 803, (1990)

McKendall G. R., Woolard R. H., Williams D. O., Prehospital administration of thrombolytic therapy: current status in Rhode Island - results of the prehospital administration of t-PA study (PATS), Rhd Is Med J 74 405, (1991)

Medau H. J., Göbel H., Frielitz H. J., Avenhaus H., Chronobiologische Untersuchungen an 1 951 Herzinfarktpatienten, Intensivmed 27, 183, (1990)

Michel D., Therapeutische Konsequenzen der circadianen Rhythmik, Fortschr Med 110, 46, (1992)

Middelhof G., Chronobiologie der koronaren Herzkrankheit, Internist 32, 425, (1991)

Middelhof G., Glaser E., Chronobiologie der koronaren Herzkrankheit, Arcis, München, (1988)

Mulcahy D., Cunningham D., Crean P., Wright C., Keegan J., Quyyumi A., Park A., Fox K., Circadian variation of total ischemic burden and its alteration with anti - anginal Agents, The Lancet 1st October (1988)

Mulcahy D., Purcell H., Fox K., Should we get up in the morning? Observations on circadian variations in cardiac events, Br Heart J 65, 299, (1991)

Muller J. E., Geoffrey H., Tofler H., Stone P. H., Circadian variation and trigger of onset of acute cardiovascular disease, Circulation 79, 733, (1989)

Muller J. E., Morning increase of onset of myocardial infarction, Cardiology 76, 96, (1989)

Neuhaus K.-L., von Essen R., Tebbe U., Vogt A., Roth M., Riess M., Niederer W., Forycki F., Wirtzfeld A., Maeurer W., Limbourg P., Merx W., Haerten K., Improved thrombolysis in acute myocardial infarction with front - loaded administration of alteplase: results of the rt - PA - APSAC patency study (TAPS), JACC 19, 855, (1992)

Nötges A., Thimme W., Ergebnisse des Berliner Notarztwagensystems, Intensivmed 17, 203, (1980)

Oberlacke U., Wissing H., Schmidt-Neuerburg K. P., Der Stellenwert des Notarztrettungswesens in der Großstadt Essen - Erfahrungen der ersten zehn Jahre, Notfallmedizin 13, 186, (1987)

Obrastzov W. P., Stratschesko, N. D., Zur Kenntnis der Thrombose der Koronararterien des Herzens, Z klin Med 71, 116, (1910)

Otto W., Hempel W. E., Wagner C. U., Best A., Einige periodische und aperiodische Variationen der Herzinfarktsterblichkeit in der DDR, Z ges inn Med 37, 22, 756, (1982)

Risenfors M., Gustavsson G., Ekström I., Hartford M., Herlitz J., Karlson B. W., Luepker R., Swedberg K., Wennerblom B., Holmberg S., Prehospital thrombolysis in suspected acute myocardial infarction: results from the TEAHAT study, J Intern Med Suppl 1, 3, (1991)

Roth A., Prehospital thrombolysis in acute myocardial infarction: international experience, Prim Cardiol 17, 35, (1991)

Rustige J., Burczyk U., Werner A., Senges J., Akuter Herzinfarkt, Verkürzung der Prähospitalphase durch Massenaufklärung möglich, Dt Ärztebl 87, 906, (1990)

Rustige J., Senges J., Schöps W., Schiele R. und Gillmann H., Zu wenige Patienten mit akutem Herzinfarkt erhalten eine Thrombolyse, Dt.Ärztebl 88, 2986, (1991)

Sacks L., Statistische Methoden, Monographie, Springer, (1988)

Scherlag B. J., Patterson E., Lazzara R., Seasonal variation in sudden cardiac death after experimental myocardial infarction, J Electrocard 23, 223, (1990)

Schuster H. P., Akuter Myokardinfarkt - Aktuelle Aspekte der Sofortbehandlung außerhalb der Klinik, Intensivmed 21, 90, (1984)

Schröder R., Thrombolyse bei akutem Myokardinfarkt: Eine Standortbestimmung 1988, Z Kardiol 78, 41, (1989)

Smith F., The ligation of coronary arteries with electrocardiographic study, Arch Intern Med 22, 8, (1918)

Statistisches Bundesamt, Gesundheitswesen Fachserie 12, Todesursachen, Reihe 4, (1990)

Statistisches Landesamt Berlin, Statistisches Jahrbuch (1989)

Strumpf G., Die Berliner Feuerwehr. Von den Anfängen bis zur Gegenwart, Monographie, EFB - Verlag, (1980)

Thimme W., Geerken S., Nötges A., Schäfer H.-J., Ergebnisse der "Reanimation" Intensivmed. 14, 398, (1977)

Thimme W., Schäfer J.-H., Tönnesmann U., Wiederbelebung nach akutem Myokardinfarkt. Intensivmed 16, 16, (1979)

TIMI Study Group, Vergleich einer invasiven und konservativen Strategie nach Behandlung mit intravenösem Gewebe - Plasminogen - Aktivator, TIMI Phase II, New Engl J Med 320, 618, (1989)

Topol E.J., Fung A. Y., Kline E., Safety of helicopter transport and out of hospital intravenous fibrinolytic therapy in patients with evolving myocardial infarction, Cath Cardiovasc Diag 12, 151, (1986)

Verdile V. P., Paris P. M., Steward R. D., Verdile L. A., Emergency department telephone advice, Ann Emerg Med 18, 278, (1989)

Vineberg A., Surgery of coronary artery disease, Progr Cardiovasc Dis 4, 391, (1962)

Vineberg A., Walker J., Six months to six years experience with coronary artery insufficiency treated by internal mammary artery implantation, Am Heart J 54, 851, (1957)

Virchow R., Handbuch der speziellen Pathologie und Therapie. Monographie, Enke, (1854)

Waller A. D., A demonstration on man of elektromotive changes accompagnying the heart's beat, J Physiol 8, 229, (1887)

Willich S. N., Linderer Th., Wegscheider K., Leizorovicz A., Alamercery I., Schröder R. and the ISAM Study Group, Increased morning incidence of myocardial infarction in the ISAM study: Absence with prior beta - adrenergic blockade, Circulation 80, 853, (1989)

Willich S. N., Circadiane Variation akuter koronarer Herzerkrankungen: Forschungsperspektive und klinische Bedeutung, Z Kardiol 80, 479, (1991)

Yamamoto L. G., Wiebe R. A., Improving medical communication with facsimile (Fax) transmission, Am J Emerg Med 7, 203, (1989)

Zehender M., Hohnloser S., Just H., Circadiane Rhythmen bei koronarer Herzkrankheit, Dtsch med Wschr 117, 629, (1992)

Zornosa J., Smith M., Little W., Effect of activity on circadian variation in time of onset of acute myocardial infarction, Am J Emerg Med 69, 1089, (1992)

FSC
www.fsc.org
MIX
Papier | Fördert
gute Waldnutzung
FSC® C083411

Zeitfracht Medien GmbH
Ferdinand-Jühlke-Straße 7
99095 Erfurt, Deutschland
produktsicherheit@kolibri360.de